幕内秀夫

世にも恐ろしい「糖質制限食ダイエット」

講談社+α《プラスアルファ》新書

◉目次

第四章　糖質制限食ダイエットはメタボおやじの道楽

第五章　「糖質制限食」は病気の人のための特別な食事

——人間による栽培品種の育成は、積極的に生物の多様性を増加させる方向にも動いたのである。しかしこれらの過程においても、おそらく、失敗者、脱落者となった文化はいくらもあったであろう。たとえば、節制のきかない過剰牧畜が土地の生産力を破壊するというような形での環境への干渉は稀ではなかったであろう。——

（『反科学論』柴谷篤弘著・みすず書房より）

編集協力／二村高史

序章　「糖質制限食ダイエット」が怖い

背筋が寒くなった瞬間

先日、電車内でぞっとする会話を耳にしました。

「私ね、ごはんを抜いてるの。それで体重が減ったのよ！」

二〇代、三〇代の女性ではありません。発言の主は、ランドセルを背負った小学生です。しかも、けっして太ってはいません。むしろスマートな女の子が、同級生らしい友人にそう話していたのです。

これを聞いて、私は「ついに来るところまで来たか」と背筋が寒くなりました。ごはんのような主食を抜いてダイエットをするという「糖質制限食ダイエット」の流行です。

事実、書店に行けば、「糖質制限」「糖質制限食」というキーワードを使った本が書棚に並び、健康雑誌やネットでもそうした情報がすぐに見つかります。もともとは糖尿病患者のための食事療法のひとつとして提案されました。それが今や、一般の方々向けに、効果的なダイエット法として広められるようになってきているのです。

このダイエット法はどういうものかというと、ごはんやパン、イモ類などに多く含まれる「糖質」を減らすことで、やせようというものです。

糖質とは、タンパク質、脂質と並ぶ三大栄養素のひとつです。ごはんやパンなどの穀類、サツマイモやジャガイモなどのイモ類、砂糖や果物、そのほかビールや日本酒などの醸造酒にも多く含まれています。

糖質は、炭水化物とほぼ同じと考えてよいでしょう。一般的には、炭水化物のうちで食物繊維《しょくもつせんい》以外のものを糖質と呼んでいます。欧米などでは、「low-carbohydrate Diet」（ロー・カーボハイドレイト・ダイエット、低炭水化物の食事）として紹介されています。あくまでも「糖質」ではなく「炭水化物」なのですが、日本では「糖質制限食」ということばが話題になっていることから、本書では、わかりやすく「糖質」ということばを使うことにします。

これまでも、砂糖が多く使われた菓子パンやジュースをやめたほうがいいということは、よく言われてきました。しかし、糖質制限食ダイエットはそれにとどまらず、主食のごはん（お米）さえ食べないことがすすめられています。

従来のダイエットとの最大の違いは、「糖質さえとらなければ、好きなものを好きなだけ食べても太らない」としている点です。従来のダイエットは、カロリーオフ——つまり、摂取カロリーを減らすことを主眼としていました。摂取カロリーを減らせば、運動量を増やすことなくやせることができるという発想で、その手段として、カロリーの低いコンニャクや寒天《かんてん》などを「ダイエット食品」と称して食べていたわけです。

その点、糖質制限食ダイエットでは、糖質さえとらなければ満腹になるほど食べてもいいとされます。エネルギーにならないコンニャクで満腹にするのではなく、カロリーも十分にとって満腹になりながら、ダイエットができるというのがうたい文句ですから、魅力的に感じるのも当然です。

食生活の根本を狂わす方法

しかし、糖質制限食ダイエットが従来のダイエットと大きく異なるのは、食生活そのものを変えてしまう点にあります。

ここ数年に流行したダイエット法としては、朝バナナダイエットや寒天ダイエット、サバ缶ダイエットなどがありますが、こうしたものは、同じダイエットでも「単品ダイエット」とでも呼ぶことができます。ひとつのものを多く食べるという方法で、実際には、それ以外にごはんも食べるし、ステーキも食べる。アイスクリームも食べて、普通の食事をするという生活ですから、食生活全体は何も変わりませんでした。

もっとも、一品だけとくに集中して食べるだけでは効果などほとんどありません。ですから、ブームはすぐに終わりを告げました。逆に言えば、単品ダイエットなら食生活を変えることがないために、体に対する害も少なかったわけです。

ところが、今、話題になっている糖質制限食ダイエットは、食事そのものを変える方法です。単品ダイエットと違って、体に対する影響はこれからそうとう出てくるはずです。それがいい影響ならまだしも、悪い影響を与える可能性が高いのですから、見過ごすことはできません。

しかも、時間がたったらブームが冷めるかと思いきや、半年を超えてもブームが収まる気配はありません。加えて、糖質制限食ダイエットを提唱している人に、多くの医師がからんでいるというのが問題です。素人からすれば、「お医者さんが言っているのだから、本当なんだろう」と信用しがちになるからです。

糖質制限食は、前述したように、もともと糖尿病の患者さんに対する食事療法として考え出されたものです。いわば「病人食」です。当初は、糖尿病にいいということで一部の医師が紹介し始めました。それが、いつのまにか「ダイエットに効果的」という話にすりかわってしまっているのが怖いところです。

なお、今、「糖尿病」と書きましたが、日本の成人の糖尿病患者の約九五パーセントにあたるのが「II型糖尿病」です。これは遺伝的な要因に加えて、加齢、肥満、食生活などの生活習慣を原因として発症する病気です。そのため、以降、本書で「糖尿病」というときは、この「II型糖尿病」を指すこととします。

話を戻します。

糖質制限食は、糖尿病患者の方はもちろん、ダイエットにも効くという風潮になってきています。さらに最近では、「日常の食事として、老若男女にいい健康食」という扱いにまで〝格上げ〟されています。これは、非常に恐ろしいことと言うしかありません。

詳しくはおいおい説明していきますが、糖質をとらずに生命活動を維持しようとすれば、肉を中心に食べるしかありません。実際に、「肉を主食にすべきだ」という主張をする人たちもいます。そこで、このダイエット法を真に受けて、しこたま肉ばかり食べている女性も増えているようです。

考えるまでもなく、本来、そんな偏《かたよ》った食生活が長く続くはずがありません。無理に続けることで、体調を崩《くず》す人や病気になる人が増えるのではないかと心配しています。

思春期女性はやってはいけない！

とはいえ、大人なら何をしようが自由です。無理なダイエットをして、リバウンドで以前より体重が増えても笑ってごまかすことができます。体調を崩すことがあっても、最終的には自己責任です。

しかし、私が心配しているのは思春期の女の子たちへの影響です。女性としてもっとも大事な時期を迎える彼女たちを、糖質制限食ダイエットのブームに巻き込んでいることが重大な問題なのです。

冒頭で、小学生の女の子が「ごはんを抜いて体重が減った」と話していたことを紹介しましたが、ダイエットに興味を持っているのは、その子に限ったことではないでしょう。テレビやネットで情報を仕入れ、周囲の女性たちがダイエットに励《はげ》む姿を見て、小学生の子どもたちも流行の糖質制限食ダイエットに興味を示している。これは、非常に怖いことだと私は考えています。

その年代の女の子は、もうすぐ生理を迎えたり、女性としての機能が完成されていくもっとも大事な時期にいます。当然、その時期には、ほかの年代にも増して十分な栄養をとることが大切ですし、熱量（カロリー）も必要になります。

そうした重要な時期に、「糖質をとらない」という選択をするとどうなるか、じっくりと考えてみてほしいのです。栄養の偏りや乱れにより、女性としての機能がしっかり完成されない恐れがあります。三〇歳、四〇歳になってからいくら頑張っても、取り返しがつきません。そのときになって、一〇代のころに世の中の流行に惑《まど》わされたことを後悔しても遅いのです。

私はこれまで、六本木の診療所をはじめとする医療機関で何千人もの人々の食生活を見て、改善指導をしてきました。相談に来る若い女性の多くが、「何年にもわたって生理がない」という症状を訴えていたのですが、じつはその原因のほとんどが、「ダイエットの失敗」でした。なかでも、糖質制限食ダイエットがなかった時代から、「ごはんを抜いたダイエット」が圧倒的に多かったことは確かです。

若い女性、とくに思春期の女の子の無理なダイエットは非常に危険です。周囲の大人たちは、子どもの前でダイエットの話はしないでいただきたい。子どもは大人たちの言うことを信じて、素直に受け入れてしまいます。ダイエットが引き金になって摂食障害や精神障害を引き起こした例も、枚挙《まいきょ》にいとまがありません。

さらに、最近ではあきれたことに、糖質をまるで悪者のように言う人も出てきました。そんな話をうのみにして、「ごはんは体に悪い」と信じる〝糖質恐怖症〟の少女が出現することがあってはなりません。

たしかに、糖質を制限することで、ある特定の人たちには短期的にダイエット効果があるかもしれません。たとえば、夜遅くにごはんやパスタなどを腹いっぱい食べている人、お酒をかなり飲んだうえにラーメンを食べているような人です。健全とは言えないそうした食生活をしている人たちには、ある条件のもとで一時的に体重減少の効果があると言ってよいでしょう。

しかし、ごく一般的な食生活をしている人には、さほどよい効果があるとは思えません。むしろ、糖質制限の「理論」を無批判に受け入れて、ダイエットとして徹底して糖質を排除しようとした結果、非常に危険な状態に陥《おちい》ってしまう人が多いということを頭に入れておいてほしいのです。

第一章　ダイエットブームのパターンはいつも同じ

いつかどこかで見た光景

糖質制限食ダイエットは、けっして新しいダイエット法ではありません。若い方も、年配の方も、おそらく最先端のダイエット法のように思っている人が多いと思いますが、それは誤《あやま》りです。

じつは糖質制限食ダイエットは、その名称や細かい部分での主義主張は違うものの、何十年も前から存在していた方法です。流行しては廃《すた》れる、というプロセスをくり返してきたものなのです。

欧米では、こうした考え方ややり方を、一般に「低炭水化物ダイエット（ロー・カーボハイドレイト・ダイエット）」と呼んでいることは序章でも触れたとおりです。なかでも一世《いっせい》を風靡《ふうび》したのは、アメリカ人のロバート・アトキンス博士が一九七〇年代に提唱した「アトキンス・ダイエット」でしょう。

今、五〇代以上の方なら、一度は耳にしたことがあるのではないでしょうか。これもやはり、糖質摂取を制限してやせるというダイエット法で、現在流行している糖質制限食ダイエットと内容はほぼ同じものでした。

アトキンス・ダイエットを紹介した本は、当時、世界中で一五〇〇万部も売れたといいます。日本語にも翻訳されて注目を浴び、若手芸能人が、このダイエット法をもとにして鶏の唐揚《からあ》げのような食事を朝昼晩、食べてみるという企画がテレビ番組になったほどです。事実とは思えませんが、なかにはたったの数回実践しただけで効果があった、という声までありました。

その後、いったんブームは落ち着いたものの、アトキンス博士が一九九〇年にも著書を出して、再びアメリカでブームになったそうです。

じつは日本は、糖質制限食ダイエットに関しては、もっと先んじていました。アトキンス博士に先立つ一九五六年。和田静郎《わだしずお》という人物が、ごはんやパンなどをとらずにやせるという「和田式食事法」を提唱しました。これが国内での糖質制限食ダイエットのはしりです。

日本で大きなブームになったのは、『世にも美しいダイエット』という本がきっかけでした。もともとは雑誌連載からはじまったようですが、ごはん、パン、うどんなどの糖質を食べずに、食事を野菜や海藻中心にしてやせるというのがその主張で、今見れば「糖質制限食」そのものです。

ご主人が有名なイラストレーターで、女性好みの水彩画のようなきれいなイラストが添《そ》えられていたこともあって女性たちの心をつかみ、たちまちベストセラーになりました。テレビや雑誌でも取り上げられ、「一ヵ月で一〇キロやせた」「お腹いっぱい食べてもやせた」「カロリー計算をしなくてもやせられた」と話題になって、ブームはどんどん過熱していったのです。

ところが、あれほど有名になった「和田式食事法」も「世にも美しいダイエット」も、現在ではほとんど耳にすることがありません。世界的なブームになった「アトキンス・ダイエット」も、アメリカで今も続けている人はほとんどいないでしょう。

この「事実」がすべてを物語っています。

つまり、糖質制限食がいいかどうかを考える前に、ダイエット法や食事法のブームには必ず流行《はや》り廃りがあること、そして、忘れたころにまた似たようなものが流行するということを知っておいてほしいのです。

新しいダイエットが登場するたびに、「究極」「まったく新しい」「画期的《かっき》」などの修飾語が付くのはご存じのとおり。これまで、いったいいくつの「究極のダイエット」が登場したことでしょうか。

次々に究極のダイエットが登場したということは、裏を返せば、「本当に決定的なダイエット法」はひとつもなかった、ということを意味しています。アトキンス・ダイエットが大ブームになったアメリカで肥満が減ったという話は、誰も聞いたことがないはずです。

どんなダイエットにも、成功を阻《はば》む大きな壁があります。それは「長期間続かない」ということです。

そもそも、ただ体重を減らすだけなら、けっして難しいことはありません。食事の量を減らすだけで十分。断食をすれば最高に減ります。ただし問題は、それが続かないことにあるのです。

そして、ダイエット中断と同時に、必ず体重のリバウンドがやってきます。どんなダイエット法でも、二年後、三年後にどうなっているかを見ると、元の体重に戻るだけならまだしも、以前より増えているケースが大半です。

それでも、体重のリバウンドだけなら命にかかわることはありません。「失敗しちゃった」と笑って済ますこともできます。

浮かばれないのは、無理なダイエットがもとで健康を害してしまった場合です。じつは、途中でダイエットをやめた人より、はたから見れば無茶なダイエットでも、意志が堅固で最後まで徹底して特定のダイエット法を続けた人ほどこの危険性が高くなっていきます。

もちろん、結果的に健康を害したからといって、ブームの仕掛け人が責任をとってくれることはありません。自分の体は自分で守らなくてはならないのです。

ダイエット法・七年周期説

ダイエット法には「七年周期説」があります。いくら大ブームになったダイエットでも七年たつと消えてしまう、というものです。そして、そのころには別のダイエットがブームになって、また七年もたつと消えていきます。

もちろん、七年ももたず、半年や一年程度で消えていくダイエットも数多くあります。でも、大きなブームになるダイエットとなると、流行の始まりからほぼ終息するまで、だいたい七年というのが相場です。

近いところでは、「美白」を売りにする女性が、一九八〇年代から九〇年代にかけて、「油抜きダイエット」を提唱して大きなブームになりました。でも、今ではどれだけの人が覚えているでしょうか。大半の人は、「言われてみれば、そんなものがあったなあ」という程度でしょう。

二〇〇〇年代のはじめごろには、糖質制限食ダイエットの一種である「低インシュリンダイエット」が流行しました。一時、どの健康雑誌にも、GI値（グリセミック・インデックス）がどうこうといった記事が毎号特集で取り上げられて、大きなブームとなりました。でも、今ではほぼ忘れられています。

これは、あらゆるダイエット法にあてはまる法則です。どのダイエット法も、例外なく同じような経過をたどってブームが過熱し、また同じ経過をたどって消えていく。糖質制限食ダイエットも、遅かれ早かれ、同じような道をたどることは間違いありません。

では、ダイエットの流行り廃りは、具体的にどのような経過をたどっていくのでしょうか。それを知ることで、糖質制限食ダイエットのブームのこれからを冷静に見ることができるはずです。

順を追って説明していきましょう。

極端な方法ほどブームになる

ダイエット法がブームになるには、いくつかのきっかけがあります。なかでも一番多いのが、いわゆる健康本の出版です。「○○を食べるとやせる」「××をすると体重が減る」といった具合で、一冊の単行本が作られます。

また、テレビの健康情報番組や健康雑誌がきっかけでブームになるパターン、最近ではインターネットのSNS（ソーシャル・ネットワーキング・サービス）を通じて広まるパターンも登場しています。

ただ、健康情報番組やSNSがきっかけになる場合でも、本格的なブームになるのは単行本が発売されてから、というのが一般的です。

先ほど触れた「アトキンス・ダイエット」「世にも美しいダイエット」「低インシュリンダイエット」もそうでしたし、最近流行した「朝バナナダイエット」「寒天ダイエット」なども、同じようなパターンで広がっていきました。

そして、大ブームを巻き起こすためには、ある重要な条件がひとつあります。それは、「極端な方法」であることです。極端なダイエット法であればあるほど、マスメディアがおもしろおかしく紹介するので、話題を呼んで大きなブームになるのです。

考えてみれば、それも当然でしょう。

「食事は腹八分目にして、バランスのとれた食生活をし、適度に運動をしましょう」では、

■ダイエットの流行と衰退

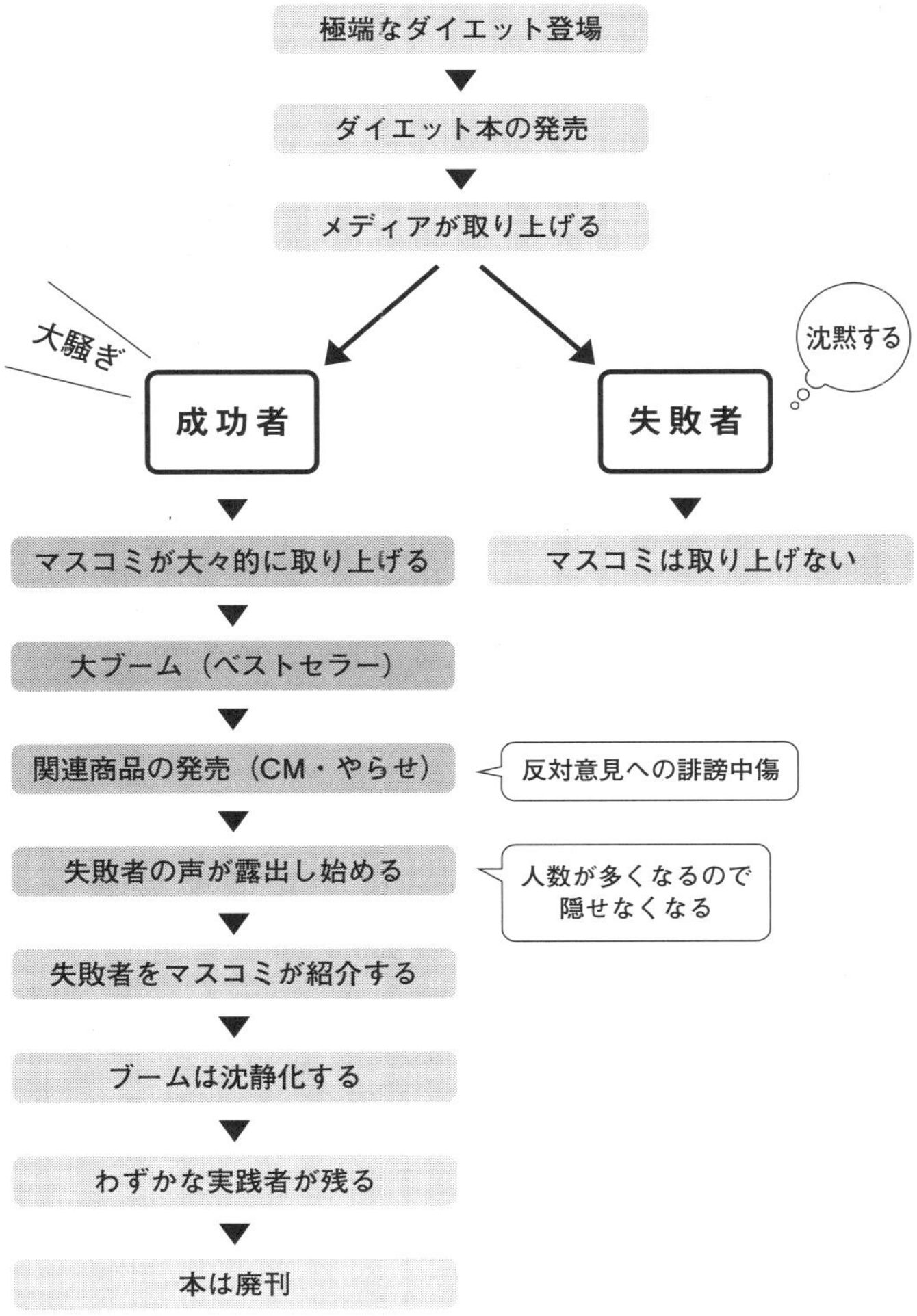
極端なダイエット登場
ダイエット本の発売
メディアが取り上げる
大騒ぎ
成功者
失敗者
沈黙する
マスコミが大々的に取り上げる
マスコミは取り上げない
大ブーム（ベストセラー）
関連商品の発売（CM・やらせ）
反対意見への誹謗中傷
失敗者の声が露出し始める
人数が多くなるので
隠せなくなる
失敗者をマスコミが紹介する
ブームは沈静化する
わずかな実践者が残る
本は廃刊

おもしろくも何ともありません。そんな地味なダイエット法では、テレビの視聴率は上がりませんし、書店で本を手にとってもらうこともできません。

大ブームになるためには「意外性」が必要なのです。意外な方法でダイエットがうまくいったら、その驚きはたいへんなもの。

成功者たちは、「信じられない！　毎朝バナナを食べただけでやせた！」「寒天を食べただけで体重が減るなんて！」と、喜びを大声で語るようになり、ブームが過熱していきます。多くのマスメディアが飛びついて、テレビ番組や雑誌の記事で取り上げられるようになります。単行本として出版されます。こうして、ブームがやってくるのです。

ダイエットではありませんが、一九九〇年ごろに「自分の尿を飲むと健康になる」という「飲尿療法」が流行したことがあります。やはり、その年に刊行された本がきっかけとなってブームに火がついたのですが、これなどは意外性の最たるものでしょう。

じつは糖質制限食ダイエットにも、大ブームを巻き起こすだけの意外性が含まれています。それは、「肉は食べ放題。アルコールも飲み放題。ただし、ごはんやパンなどの糖質は食べない」という極端な主張です。これまで、「肉をやめろ」「アルコールをやめろ」というダイエットはあっても、「食べ放題」「飲み放題」という方法は耳にしたことがありません。

しかも、「主食であるごはんやパンをやめろ」というのですから、かなり意表を突く主張であり、斬新《ざんしん》に聞こえたのも当然でしょう。糖質制限は、見てきたように、これまでにもあった炭水化物抜きの系譜《けいふ》にある方法ですが、「食べ放題」「飲み放題」という意外性が、多くの人の心をとらえたのです。

「これまでのダイエットは失敗したけれども、今度は成功するかもしれない。肉食べ放題、酒飲み放題なんて信じられない」

そう思った人が続出したのも無理はありません。マスメディアもそこに飛びついたのでしょう。

成功者は語り、失敗者は沈黙する

いったんブームに火がつくと、日本全国で数多くの人が実践します。一万人が実践したら、短期間でも少なくとも数十人はダイエットに成功することでしょう。

頭に入れておくべきは、朝バナナダイエットや寒天ダイエットのように、「○○を食べるとやせる」といったいい加減な単品ダイエットでも、なかにはうまくいく人がいる、という点です。

大半の人は失敗するのですが、一〇万人が実践するようになれば、そのうちの数百人が成功してもおかしくありません。

「でも、うまくいかなかった人たちが多数なんだから、ブームにはならないのでは？」

そう反論する人がいるかもしれません。ところが、そうではないのです。ブームがいったん過熱すると、実践した大多数の人が成功しているように見えてくるのです。

なぜなら、うまくいった人だけが取材に応じて、テレビや雑誌に登場するからです。失敗した人たちは、けっして表に出てきません。

失敗した人たちは、「自分のやり方がよくなかった」「意志が弱くて続けられなかった」と思い込んで沈黙してしまいます。それはそうでしょう。「私は、このダイエットでこんなに太ってしまいました」とテレビや雑誌のインタビューに登場して写真を公開する人はまずいません。少なくとも、ブームが絶頂に向かっている状態では、そういう人は表に出てきませ
ん。

ですから、テレビの視聴者や雑誌の読者には、「きちんとやりさえすれば、このダイエットは必ず効果がある」かのように見えてしまうのです。そうして、ブームの過熱は頂点に向かうことになります。

単行本も次々に刊行されていきます。二匹目のドジョウどころか、三匹目、四匹目のドジョウを狙《ねら》って、似たような企画の本が世の中に送り出されます。

そして、本のネット販売のコメント欄には、やらせまがいの書評も数多く書かれるようになります。やらせといったら聞こえが悪いですが、そのダイエット法の熱心な信奉者《しんぽうしゃ》たちによる、客観的ではない推奨《すいしょう》コメントです。糖質制限食ダイエット関係の本を見ると、明らかにそれとわかる書き込みを数多く見ることができます。

ダイエットで家庭崩壊!?

さらに、ブームが過熱してくると、話題性を利用して金儲《もう》けを考える人たちが現れ始めます。食品やサプリメントなど、さまざまな関連商品が登場するというのも、お決まりのパターンです。

先ほど触れた油抜きダイエットの場合では、おそらく誰かが「こういうのを売ればもっと儲かりますよ」などと提唱者に入れ知恵をしたのでしょう。油分を抜いたハンバーガーなどといった食品が販売されるようになりました。

ダイエット法の信奉者にとって、提唱者の「お墨《すみ》付き」の食品なら、安心して食べられます。いや、ダイエット法にのめり込んでしまうと、それ以外の食品は信用できなくなり、口にできなくなってしまうのです。ある種の「恐怖症」と呼ぶべきでしょうか。

私が診療所でお会いした患者さんのなかには、月に二〇万円以上もかけて、そうした食品ばかりを買っていた人がいました。なぜ、そんなにお金がかかるのか尋《たず》ねたら、これが食品だけではなかったのです。提唱者のブランドを冠した宝石や下着まで販売していたというのですから、お金がいくらあっても足りません。

厄介《やっかい》なことに、そこまで特定の極端なダイエット法を信奉するようになると、冷静な判断ができなくなってしまいます。やがては自分が信じるだけでは飽きたらなくなり、周囲の人を引き込もうとし始めます。

気がつけば、友人や家族が説得しても、もはや聞く耳を持たない状態に。それだけではなく、「疑問」を呈《てい》する人に対して攻撃的になることも少なくありません。やがて、友人たちは疎遠《そえん》になり、しまいには家庭崩壊にまで達してしまいます。

私は、けっしておおげさなことを言っているのではありません。現に、私はこうして痛い目にあった人を何人も見てきました。ダイエットを突き詰めると、精神的に病《や》んでしまうことさえあるのです。

ダイエットに失敗して多少のリバウンドをしたくらいならば、まだましです。いや、むしろ、途中でやめることができた人は幸いです。問題は、ダイエットを最後まで突き詰めてしまう人です。

糖質制限食ダイエットの場合でも、ネットをチェックしてみると、糖質制限をうたった食品メニューや関連商品が数多く販売されていることに気づきます。すでに糖質抜きで、朝昼晩の全メニューが揃《そろ》っているといってもいいでしょう。こうしたものを真《ま》に受けていると、やがては肉体的、精神的に問題が生じるか、経済的に崩壊するかのどちらが早いかという状況に陥《おちい》ってしまいます。

この糖質制限食のブームに対して、冷静にとらえている「NPO法人日本ローカーボ食研究会」という団体があります。その団体が発行している書籍に『正しく知る糖質制限食』（技術評論社、二〇一三年刊）という良書があります。そのなかで、ある医師は次のように書いています。

〈しかし、贅沢な糖質制限食のあり方に私たちは危惧しています。

最も安価な炭水化物から高価な脂質やたんぱく質が多い食品を食べることは、世界的に贅沢な国だけが許されていることであって、途上国では無理な話です。同じ理由で日本でも裕福な人だけが継続できる食事療法であって、貧乏な人たちは続けられません。患者から「こんな食事は自分のような貧乏人には無理だ」と叱られたこともあります。

一部の厳しい糖質制限食の推進者たちが、高価な食品を売っているのをみると何のための誰のための糖質制限食なのか、その哲学を疑わざるを得ません〉

この団体は、「ローカーボ食（低炭水化物食）研究会」ですから、大きな意味では「糖質制限食」をすすめる研究会です。そこに参画する医師のなかから、すでにこのような指摘が出てきています。私の危惧はけっしておおげさではない、ということです。

くり返されるブームの衰退と終焉

さて、ブームの絶頂の直後には、衰退《すいたい》が待っています。ダイエットを実践する人が一〇万人、二〇万人と増えてくると、それだけ失敗する人の数も多くなります。なかには深刻な症状が現れて、病気になる人も出てくることでしょう。

そうなると今度は、失敗した人の声が徐々に表に出てき始めます。五〇〇人ほどの人に奇跡的な結果をもたらす一方で、一〇〇〇人以上もの人が逆に具合が悪くなっているという結果が明るみに出てくるものなのです。

やがて、「あんなのはインチキだ」「信じて痛い目にあった」という悪い噂《うわさ》が出てくると、ブームに乗ってダイエットをもてはやしていた雑誌が、手のひらを返したように失敗した人の声を取り上げるようになります。こうなるとだいたいブームは終息に向かう、というのがパターンです。

そして、次のような結論になってブームは終わりを告げるはずです。

「一部の人に一定期間なら有効なことがある。だが、誰に対してもいいわけではない。むしろリバウンドで苦しんだり、危険な場合が少なくない」

本は廃刊になり、あれほど騒がれたダイエット法も人々の口にのぼらなくなり、一年もすればその名前すら覚えていない人が大半となるでしょう。あとになって考えてみると、何万人もの実践者の中のわずか数十人、数百人の成功者が騒いでいただけだということに気づくはずです。

ブームが去ったのちは、運よくダイエットの効果があった人を中心にわずかな信奉者が残って、そのダイエット法を実践していきます。

あらゆるダイエットブームはそのくり返しでした。こうして、七年から長くても一〇年の周期でひとつのダイエットが終焉《しゅうえん》してきたのです。

いずれ「糖質制限食」ダイエットも、これまでのダイエット同様の経過をたどっていくことでしょう。

「提唱者の実体験」の罠

ブームになるダイエットには、もうひとつ大きな特徴があります。それは、提唱者がみずから実践して成功したものが多い、ということです。

つまり、自分の病気を自分で治した人がそのダイエット法を提唱するわけです。ですから、本人は効果をまったく疑いません。自信がありますから、他人に説明するときにも説得力があり、そのことばは人々の心に強く響きます。効果は絶大です。

「アトキンス・ダイエット」を提唱したアトキンス博士もそうでした。

ダイエットを始める前のアトキンス氏は、体重が一一六キロだったといいますから、超肥満です。おそらく心臓にかなりの負担がかかっていて、もしかすると糖尿病だったかもしれません。それが、彼自身の提唱するダイエットによって、七〇～八〇キロに体重を落とすことができたといいます。

自分自身がうまくいったのですから、説得力が強かったのは間違いありません。しかも、彼は医師でした。そのことばには、さらに説得力がある。二重の説得力によって、ブームが過熱したのだと考えられます。

今回の糖質制限食のブームにおいても、関連本の著者の多くが現役の医師だという点に特徴があります。しかも、自身がダイエットによって糖尿病を改善したり、あるいは短期間に体重が減ったりしたという人がほとんどです。これは、アトキンス・ダイエットと同じパターンといってよいでしょう。

薬や注射で病気を治してもらっても、人生観が変わる人はめったにいません。腹八分目にして、運動をして減量に成功しても変わらないでしょう。ただし、ダメだと半ばあきらめていたところ、自分が試した独自の方法で病気が治ったりすると、人生観すら変わることがあります。とくに、それがこれまでの「常識」から外れていればいるほど、「コペルニクス的転回」と錯覚《さっかく》する「罠《わな》」が待っています。

それは、客観性の喪失です。自分の血糖値がこんなに下がったのだから、あるいはこんなにやせることができたのだから、誰に対してもいい食事法のはずだ、と思い込みがちになります。

非常に冷静なはずの医師が、この罠にはまった例を、いったいどれほど見てきたでしょうか。

つい最近も、ひとつの事件がマスコミに取り上げられました。「がんが治る」とうたって健康食品を販売していた会社が摘発された事件です。

その健康食品の推薦文《すいせんぶん》を書いた元医学部の教授が書類送検されました。医師がこれまでに書いていた著書は素晴らしい内容のものが多く、私自身も尊敬していました。ところが最近、糖質制限食をすすめる本を刊行するようになって驚いてしまいました。これまで書いてきた著書はなんだったのか、と疑問を抱き、たぶん糖質制限食によってご自身の糖尿病が良くなったのではないか、などと考えていたところでした。

今回の事件を聞いて、この医師が罠にはまったのだとわかりました。業者の「罠」にはまったのではなく、まさに、自己体験からくる客観性の喪失の落とし穴にみずからはまってしまったのだろうと思います。

そうでなければ、一般の人でも「がんが治る」と健康食品をすすめたら、薬事法違反で逮捕される危険性があるとわかるはずです。それがわからなくなってしまう……。その後、不起訴になったようですが、それほどこの罠は怖いのです。

「医師がそんなに簡単に罠にはまるものか」と疑問を持つ人もいるかもしれませんが、むしろ「医師だからこそ」と言うべきでしょう。それまでオーソドックスな医療、薬や注射で病気を治すものと信じて疑わなかった。そんな「常識」が覆《くつがえ》るのですから、私たちには想像もできないほどの衝撃になってしまうのでしょう。

きわめて極端な例ですが、オウム真理教の事件を思い出してください。逮捕された人に、科学者や医師など、高学歴のエリートが多かったことを覚えていないでしょうか。科学や医学を専門的に学んできた人々が、非科学的な教義にのめり込み、ついには殺人を犯しても過《あやま》ちに気づかなくなってしまったのです。

食事にかぎらず、民間の健康法はほとんどが似たパターンだといってもいいでしょう。他人のことは冷静に見ることができますが、私だっていざ直面したら、この罠から逃れることは至難《しなん》の業《わざ》だと考えています。

「アトキンス」と「七つのルール」

さて、ここで、先述のアトキンス博士がどのような食事を提唱していたのか、彼の本に記されていた日本人向けの一週間のメニューを確認しておきたいと思います（次頁参照）。

正直言って、こ、い、い、こんな食事が続くでしょうか。少なくとも日本人には厳しいでしょう。無理

アトキンス・ダイエットのメニュー 一例

■誘導段階の献立例

●**朝食**：卵（スクランブルエッグでも目玉焼きでも）
ベーコン、ハム、ソーセージ、カナディアンベーコンのいずれか
カフェインフリーのコーヒーまたは紅茶

●**昼食**：ベーコンチーズバーガー（パンを除く）
サラダ（小）
ミネラルウォーター

●**夕食**：シュリンプカクテル（カクテルソースではなくマスタードとマヨネーズで）
コンソメスープ
ステーキ、魚、鶏肉など
サラダ（お好みのドレッシングで）
ゼリー（ダイエットタイプ）に生クリームを添えて

『アトキンス式低炭水化物ダイエット』
（ロバート・C・アトキンス・河出書房新社より）

世にも美しいダイエット　七つのルール

❶青菜を「主食」と考え、たんぱく質と炭水化物はあくまでも「副食」とする

❷油脂類、とくにベに花油とバターをたっぷり摂る

❸あらゆる糖分を避ける

- 砂糖、はちみつ、果糖、黒砂糖、三温糖、乳糖などの糖分とそれを使ったあらゆる菓子、飲料、加工食品、調味料等はいっさい禁止。
- 米（玄米も）、そば、いも・根菜類など体内で糖分に変わりやすいものは摂らない。

❹お腹のなかで腐りやすいものを摂らない

❺たっぷりの水を飲み、塩分もそれに応じて摂る

❻カラダを毎日、十分に動かす

❼食べたものはすみやかに出す

『世にも美しいダイエット』（講談社＋α文庫）より抜粋

に続けていたら、間違いなく病気になってしまうと私は思います。

アトキンス・ダイエットは日本でもブームになりましたから、なかには健康にいいと信じ込んで続けた人がいるかもしれません。早めに断念したのならいいのですが、とことん続けていたらたいへんです。その人たちがどういう結果になったのか、残念ながら資料はありません。著名人でもないかぎり、「結末」がどうだったか、世間に出てくることはありません。

『世にも美しいダイエット』もまた、著者の女性M氏が、自分自身の体験をもとに著《あらわ》したものです。そして、そのダイエットのやり方をわかりやすくまとめたのが、その著書のなかにある「七つのルール」です（前頁参照）。

これを見ると、まぎれもなく糖質制限食ダイエットだということがわかります。

このダイエット法の特徴は、「カロリー計算は不要」と「お腹いっぱい食べてもやせられる」という点にありました。「ダイエットはしたいけれど、カロリー計算は面倒」「やせたいけれども我慢は嫌！」と感じていた人たちに強くアピールしたのだと思います。

そう、「空腹を我慢してやせます」というダイエットでは、ブームにならないのです。前にも書いたように、極端な方法や意外な方法だからこそブームになるのです。

しかし、私はこのダイエットの内容を一目見て、非常に危険だと感じました。当時、こんな食事を続けていたら、やがては栄養失調で倒れるか、血管がもろくなるかのどちらかだ――と思ったものです。

カリスマ提唱者の「その後」

「提唱者みずからがダイエット法に成功すると説得力が強くなる」と私は書きました。それゆえに、提唱者が亡くなると、だいたいブームは終わりを告げます。

提唱者の亡きあとは、家族や関係者があとを継《つ》ぐケースが多いのですが、必ずと言っていいほどうまくいきません。というのも、みずからダイエット法を編《あ》み出し、自身の病気を治した人のことばだからこそ説得力を持ちます。そうでない人のことばでは、どうしても人々の心に響かないのです。

「アトキンス・ダイエット」や「世にも美しいダイエット」の場合もそうでした。

アトキンス博士は、二〇〇三年に凍《こお》った歩道で足を滑《すべ》らせて転倒し、頭を強打して亡くなりました。七二歳でした。亡くなったことでアトキンス・ダイエットは一気に下火《したび》になり、アトキンス・ダイエットに必要とされるサプリメントを販売していた会社はまもなく倒産。

著書も、少なくとも日本国内では絶版となり、アトキンス博士の名前を覚えている人はほとんどいなくなってしまいました。

じつは、あとでわかったことですが、アトキンス博士の死亡時の体重は一一七キロありました。みずからが提唱したダイエットによって一時は七〇〜八〇キロにまで体重を減らしたはずなのに、亡くなるまでにリバウンドしてしまっていたようです。

なぜ、その事実がすぐに明らかにならなかったのでしょうか。

あくまでも憶測《おくそく》にすぎませんが、ダイエット提唱者の体重がリバウンドしたということは、関係者にとって「不都合な真実」だったことでしょう。残された会社の売り上げに影響が出ると考えた人がいても不思議ではありません。なんといっても、アトキンス・ダイエットは「リバウンドしない体質に変わる」ことを強く主張していたのですから。

もちろん、亡くなったこととダイエットを直接結びつけることはできません。寿命や病気が食事だけで決まるわけではありませんし、男性で七二歳ならば、短命というわけでもありません。ただ、体重が一一七キロもあったことから、ご本人の主張どおりにはならなかったことだけは確かなようです。

一方、『世にも美しいダイエット』の著者のM氏は、五一歳という若さで脳血管の病気で亡くなっています。はたして極端な糖質制限が原因となったのか、それはわかりません。アトキンス・ダイエットのケースと同様、亡くなったこととダイエットを直接結びつけるつもりはありません。

ただ、本当に効果のあるダイエットや健康法なら、提唱者がいなくなったとしても、今でも実践者がいていいはずです。もちろん、現在でも多少の実践者はいるでしょうが、あの過熱したブームやマスメディアに名乗りを上げた「成功者」の数を考えたら、ほとんどいないに等しい状態です。

奇《く》しくも「アトキンス・ダイエット」と「世にも美しいダイエット」は、どちらも糖質制限食ダイエットの一種であり、しかも、どちらも大ブームになったにもかかわらず、今ではほとんど耳にすることがなくなっている点が共通しています。

ダイエットブームは人体実験

それでは、現在ブームとなっている糖質制限食ダイエットはどうなるでしょうか。

二〇一四年現在は、まだまだブームの絶頂にあって、目先を変えた本が新しく出版され続けています。

しかし、その一方で、実践者が増えてきたことで、単にやせられないというだけでなく、リバウンドで苦しんだり体調を崩したりする人の声もあちこちから出てきています。医師や医学関係の学会からの批判も出てきました。

今後は、さらにそうした声が大きくなって、ブームが静かに去っていくであろうことは容易に想像できます。

すでにマスコミでも、批判記事が多数登場するようになってきています。たとえば『週刊現代』（二〇一四年二月一五日）では、「専門家が警告　大ブームの『食事は炭水化物抜き』が一番危ない　糖質制限ダイエットで『寝たきり』が続出中！」という記事が出ています。

「寝たきりが続出中」というのはさすがに大げさな気がしますが、そこに登場するある医師は、みずから炭水化物をいっさいとらない糖質制限食ダイエットを実践したところ、脳梗塞の前段階である「一過性脳虚血発作」になってしまい、命の危険を感じたといいます。

本人の体験ベースの話ですから、どこまで普遍性があるかはわかりません。しかし、医師として証言しているのですから、一片の真実が含まれていると思います。極端なダイエット法ですから、真面目に実践したら十分にありうる話だと思います。

またある医師は、自身のブログで、糖質制限食を始めてから三年あまりで脳梗塞を発症した患者の例を紹介し、食習慣が発病を早めたとして、診断画像を示しながら警鐘を鳴らしています。

この患者さんは、もともと肉とアルコールが好きだったそうですが、検査の結果、血管の中にたくさんのプラーク（血管のこぶ）ができていることがわかったそうです。プラークはコレステロールや脂肪からできていますが、これが破れると血管が詰まり、梗塞などになります。

この医師は、過度の肥満などの方が糖質制限をすることの有効性は否定していません。しかし、油と脂を制限しない糖質制限質食がいかに危険であるかを強く訴えています。

「どうせブームが終わることがわかっているのなら、黙《だま》って見ていればいいじゃないか」

そう言う人もいるでしょう。

しかし、そこには重大な問題が残されています。ブームが終わるまでには、まだ何年かかかるでしょう。それまでに、若い女性や子どもが糖質制限食ダイエットをまじめに実行し続ければ、健康に大きな被害が出る恐れがあるのです。しかも、取り返しのつかない被害となる可能性があるから問題なのです。

しかも、先の週刊誌の記事に対しても、「原因が糖質制限食と言い切れるのか？　あるいはきわめてまれな例を取り上げて恐怖を煽《あお》るのはいかがなものか」という批判が出るでしょう。それも否定することはできません。

残念ながら、食事の影響というのは、時間をかけて少しずつ進んでいくものなので、すぐに目に見える変化は生じてきません。あとになって振り返り、結論を下すしかないのです。いわば、歴史が証明するしかありません。一種の〝人体実験〟のようなものなのです。

二〇二〇年ごろになれば、おそらく糖質制限食関連の本は九割方絶版になっていることでしょう。そして、「II型糖尿病の患者さんの一部で、食事コントロールが難しい人に対する食事療法として一定期間なら有効なこともある」という結論になるのだと思います。

でも、その結論が出る頃には手遅れになっている「悪影響を受けた人」が必ずいます。そこが怖いのです。

疑問や批判を許さない異常性

ただし、糖質制限食や糖質制限食ダイエットを取り巻く状況には、これまでのダイエットブームとの違いも何点かあって気になっています。

これまで見てきたように、爆発的に流行したダイエットの多くは、カリスマ的な提唱者が一人いて、その人が亡くなると同時にブームは急速にしぼんでいきました。それに対し、現在の糖質制限食ダイエットは、特定の提唱者が脚光《きゃっこう》を浴びているというより、何人もの人が本を出し、それぞれに少しずつ主張が異なり、かつそれぞれ一定の支持を得ている状況です。

さまざまな人が次々に本を出すことで、従来のパターンより長続きしてしまう恐れもあります。提唱者のなかに医師が多くいるという点も、一般の人が説得されやすくなり厄介です。

また、雑誌やテレビが情報源の中心だった時代と違って、現在はインターネットが発達しています。雪崩《なだれ》のように情報が流されていくことで、何も知らない人を惑わすことが比較的簡単にできてしまいます。

実際、糖質制限食に否定的なサイトに対して、とてつもない誹謗中傷《ひぼうちゅうしょう》の書き込みがあります。アマゾンのレビューなどを見ても、本も読まずに著者の人格まで否定するような書き込みさえあります。

私のブログにも、「糖質制限食に疑問があって本を書いている」と紹介しただけで、とてもここでは紹介できないような罵詈雑言《ばりぞうごん》が書き込まれるようになっています。私のブログの場合は、とりわけ一人の医師からの投稿が続きました。「〇〇のデータを知らないのでしょうか。菜食は危険だからご注意ください」などと批判する内容でした。

私は、肉も魚も食べないような菜食をすすめたことは一度もありません。むしろ、そのような食事に対しては批判的なことを書いてきました。ですから、「私は菜食などすすめたことは一度もありません。むしろ批判しています。あなたは医師だと言うから厳しいことを書きますが、批判するのであれば、相手の書いた本の一冊でも読んでからにするのが最低限のルールではないでしょうか？」と書かせていただきました。

数日たってブログを見たら、さすがに恥ずかしくなったのでしょう。投稿した文章は削除されていました。

この方は、実際に糖質制限食をすすめている医師だったようです。医師だからといって、人格者であることを求めるわけではありませんが、ネットであらさがしをするような医師もいるのか、とあきれてしまいました。

ブログの読者のなかには、「糖質制限に批判的なサイトやブログを見つけると、集団で大量に投稿してくることがあります。まるで〝魔女狩り〟のような状況になっています。十分に注意してください」と忠告してくれる方もいました。

これも極端なダイエット、健康法に共通してきたことです。ただ、インターネット特有の匿名性《とくめい》のため、昨今は酷《ひど》さが際立つようになっているのです。

食事療法とその歴史に詳しい、大仁《おおひと》病院の沼田《ぬまた》勇《いさむ》院長は、『病いは食から』（農山漁村文化協会）で次のように述べています。

〈ある指導者に指導を受けて効果の上がった人は、宗教における信者のようにその指導者に対するであろう。知人にも入信をすすめるであろう。その結果、一人の指導者の周囲は、狂信的とはいわないまでも、信者集団によってとり囲まれ、指導者はあがめ奉られて、自分も教祖的な気分にだんだんなってしまう。

そういう指導家に、現代の科学・医学・栄養学をふまえた、自然食・食養法上の真の独創や発展がありえようはずはない。そこに生まれるのは、再度繰り返せば、自分勝手な「手前味噌」であり「独善的自己流儀」でしかないだろう〉

一九七八年に初版が発行された本の一節です。先ほど私が述べたようなことは、長きにわたって何度もくり返されてきた問題だということがわかると思います。

なぜ、〝狂信的〟になってしまうのでしょうか？　それは先に書いたように、提唱者の客観性をなくした、絶対的な自信から発する行動や言動に原因があります。

極端な主張に対しては、当然、批判や危険性を指摘する意見が出てきます。だんだんと矛《む》盾《じゅん》点なども指摘されるようになります。それが的《まと》を射《い》ていればいるほど、提唱者はかえって過敏に反応を示すことになります。

主張が断定的になるのも特徴です。今やインターネットの時代ですから、論争もリアルに信奉者に伝わります。それが、狂信的な信奉者を作り出す大きな要因になっています。

そして、すでに「糖質制限食ブーム」を維持しなければならない業界が誕生しています。その人たちにとって、糖質制限食に対する疑問や批判は黙って見過ごすことはできない状況になっているのでしょう。彼には死活問題になる可能性もあります。

本書が発売になったら、アマゾンには間違いなく、大量の批判的な「投稿」がされるでしょう。ぜひ、レビューをご覧ください。ある意味で、糖質制限食の「本質」を表しているといえる状況になると考えています。

どれが正しい情報なのか、なかなか判断がつきにくい時代になっていることが心配です。くり返しますが、自分の体は自分で守るしかありません。無理なダイエットをして健康を害しても、誰も責任をとってくれません。万に一つ、訴えて裁判で勝つことがあったとしても、いったん健康を失ってしまえば、取り戻すことは容易ではありません。

そのことを忘れないでほしいのです。

第二章　問題は糖質より、「精製糖質」と「精製脂質」

増える一〇〇キロ超の病的肥満

最近、町を歩いていると、これまでとはタイプの違う肥満の人が増えていることを実感します。あまり好きなことばではありませんが、「病的な肥満」の人をよく見かけるのです。たとえば、男性でいえば軽く一〇〇キロを超えている人、女性なら一〇〇キロに近いと思われるような人です。

前にも少し触れましたが、私は、東京・六本木にある診療所で約二〇年間、週に一、二回の頻度で、患者さんの栄養指導を行ってきました。そこで、来院する患者さんの体重を量《はか》るのですが、二〇〇〇年前後くらいから、一〇五キロの体重計が振り切れてしまう人が増えてきたのです。

それまでは月に一人いるかどうかでしたから、例外的な存在だろうと思っていました。ところが今や、そうした人を頻繁《ひんぱん》に見かけるようになりました。年齢層でいうと、圧倒的に若い世代が多く、上はせいぜい五〇代までです。

小学生を見ても、従来の「太っちょ」とでも呼びたいような「かわいい肥満」ではなく、中年のおじさんのような体型の子どもを見かける機会が増えてきました。本当に中年になるころには、いったいどうなってしまうのかと恐ろしくなってきます。

なぜ最近になって、こうした極端な肥満の人が増えてきたのでしょうか。

糖質制限食ダイエットを信奉《しんぽう》する人たちは、「糖質のとり過ぎ」に原因があると考えているようです。そして、糖質というものは、肥満だけでなく、糖尿病を引き起こす諸悪《しょあく》の根源《こんげん》であるかのように決めつけています。

しかし、それは本当でしょうか。

私にはそうは思えません。そもそも、ごはんやイモ類を食べ過ぎて糖質過剰になったくらいでは、あそこまでの肥満にはなりません。

米の消費量が半減して肥満増加？

糖質をとることが肥満や糖尿病に直接結びつかないことは、戦前の日本人の食生活を見ても明らかです。当時は、ごはんを丼《どんぶり》で何杯も食べていました。熱量（カロリー）の大半をごはんで補給していたのです。

というのも、当時の日本はまだまだ豊かではなかったため、おかずをたくさん食べられるのは金持ちだけでした。おかずが少なければ、脂質やタンパク質から十分なカロリーを補給することができません。その分のカロリーを糖質で補《おぎな》う必要がありました。そこで、ごはんを大量に食べていたのです。

宮沢賢治《みやざわけんじ》の有名な「雨ニモマケズ」という詩には、こういう一節があります。

一日ニ玄米四合ト／味噌ト少シノ野菜ヲタベ

米四合というと、茶碗で約一二杯分。これを三食に分けると、一食で四杯も食べていたことになります。糖質制限食をすすめる人たちから見たら、「とんでもない不健康な食事」だということになるかもしれません。それでも当時、肥満や糖尿病に悩まされる人は、今とはくらべものにならないほど少なかったのです。

ところが、ご存じのように、戦後になって日本人は米を食べなくなってきました。ここ五〇年で日本人の米の消費量はほぼ半減しています。一方で、それと反比例するかのように、肥満や糖尿病、生活習慣病の人が増えてきているのです。糖質が病気の根源だとしたら、これはおかしいではありませんか。

ここからもわかるように、ごはんを食べて糖質をとることと、肥満や糖尿病とはほとんど

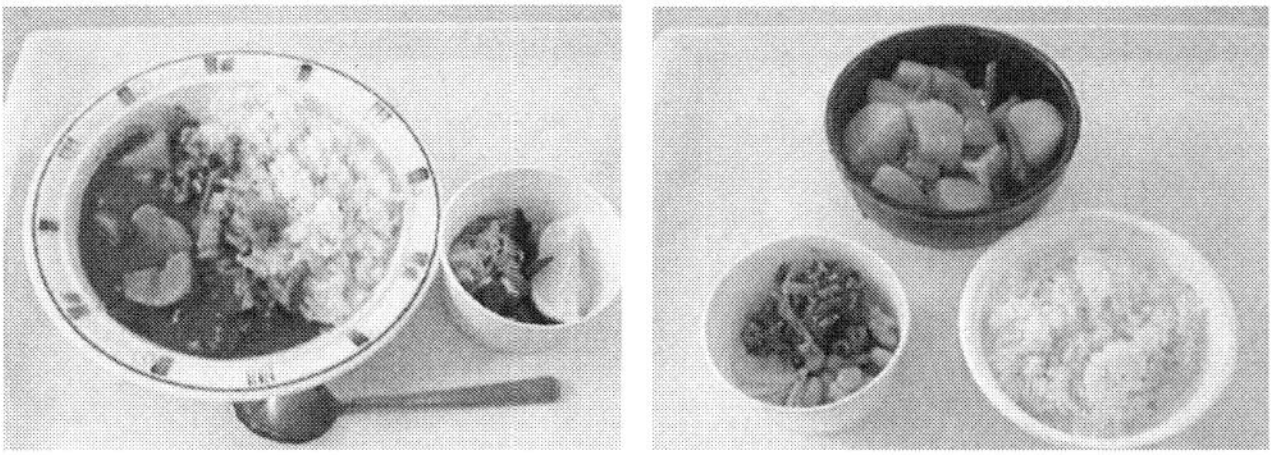

府中刑務所の文化祭における食事

関係ないのです。

その証拠に、つい最近、私たちは「人体実験」を目にしています。二〇一三年三月、ホリエモンこと株式会社ライブドアの元社長である堀江《ほりえ》貴文《たかふみ》氏が、刑務所から仮釈放《かりしゃくほう》になって、メディアの前に姿を現しました。その姿を見て驚いた人も多いでしょう。収監前には九五キロもあった体重が、出所時には六五キロまでに減り、すっかり引き締まった体になっていたのです。

では、刑務所の食事はどんなものだったかというと、ごはん（白米七：麦三）をしっかり食べさせる献立《こんだて》になっています。というのも、かぎられた少ない予算で空腹を満たすことを考えれば、おかずを増やすよりもごはんの量を増やすほうが効果的だからです。事実、私は二〇一一年に府中刑務所の「文化祭」に行って、服役囚《ふくえきしゅう》の食事を試食したことがあります。それは、ごはんの盛りが非常に多くて、同行した女性が半分しか食べられなかったほどです。

ごはんをそれだけ食べるにもかかわらず、その結果が、ホリエモンの体重の減少です。彼がやせた大きな理由は、規則正しい生活と酒が飲めなくなったこと、まんじゅうやケーキが食べられなかったことが大きいと思います。しかし少なくとも、ごはんを食べ過ぎたからといって、それだけで太るわけではないことは証明しているわけです。

ただし、ある限定的な状況において、「ごはんを抜いたら体重が減少した」となることはありえます。それは、食事時間がきわめて夜型になっている人です。ごはんだろうが、パンだろうが、ラーメンだろうが、寝る直前に食べれば太るのは当たり前です。

とくに、アルコールが好きな人はこのタイプに当てはまります。というのも、お酒を飲む人は、さんざんご馳走《ちそう》を食べたあとで、締《し》めにごはんやおにぎり、お茶漬け、寿司などを食べたがるもの。夜七時ごろから飲み始めていれば、締めのごはんを食べるのは、どうしても一〇時や一一時になっているでしょう。

沖縄では締めにステーキを食べる人も少なくないという話も聞きます。ご存じのように、沖縄は日本一の肥満県と呼ばれるようになっています。ご馳走を食べて空腹を満たしたうえに、ごはんだろうがステーキだろうが夜中に食べたら太るのは当然です。そのような人が締めのごはんを抜けば、体重が減ってもおかしくありません。

ですから、「糖質制限食ダイエットでやせた」という人は、酒飲みで夜遅くに締めのごはんを食べるのが好きな、太った男性に多いのです。それは、もともとごはんで太ったのではありません。夜食を食べ過ぎて太った人なのです。

「糖質」には三種類ある！

ここで、「糖質とは何か」ということを、改めてはっきりさせておきましょう。

私たちが食事をする最大の目的は、熱量をとることです。それにより空腹を満たすことができ、体を動かすためのエネルギーを確保することができます。その熱量になる栄養素として、「糖質」「タンパク質」「脂質」の三種類があるのです。

糖質を多く含む食品には、前にも書いたように、米や麦などの穀類、サツマイモやジャガイモなどのイモ類、あるいは果物、アルコール、砂糖などがあります。「多く」含まれているのはこうした食品ですが、肉にも魚にも糖質は含まれています。ただ、肉や魚に含まれる糖質は、比率が少ないだけです。

そして、ここが重要なのですが、糖質を多く含む食品は、大きく二つに分けることができます。

ひとつは、穀類、イモ類、果物などのように、私たちが食べる食品の一部の成分として「糖質」が含まれているもの。たとえば、それぞれ一〇〇グラムで見ると、ごはん（玄米）には三五・六グラム、乾めんをゆでた日本そばには二二・一グラム、蒸《む》したサツマイモには三一・二グラムの糖質が含まれています。

こうした食品の場合、糖質以外の成分として、水分、タンパク質や脂質、食物繊維《しょくもつせんい》などのほか、ビタミンやミネラルのような微量栄養素が含まれています。「糖質」だけではなく、さまざまな栄養素も含まれているので、こうした食品は、一般に「複合炭水化物」と呼ばれています。ただし、これまで「糖質制限食」ということばを使ってきたので、わかりやすく「複合糖質」と呼ぶことにします。

もうひとつは、ほぼ一〇〇パーセント糖質でできている食品です。たとえば、白砂糖は九九・二パーセントが糖質です。異性化糖《いせいかとう》（しょ糖型液糖）では糖質が七〇パーセントですが、残りの三〇パーセントはすべて水分で、ほかには脂質もタンパク質も、ビタミン、ミネラルなどの微量栄養素もほとんど含まれていません。実質的に一〇〇パーセント糖質でできていると考えて差し支えありません。

異性化糖というのは、清涼飲料水の缶などに「ブドウ糖果糖液糖」あるいは「果糖ブドウ

■主な糖質源の成分

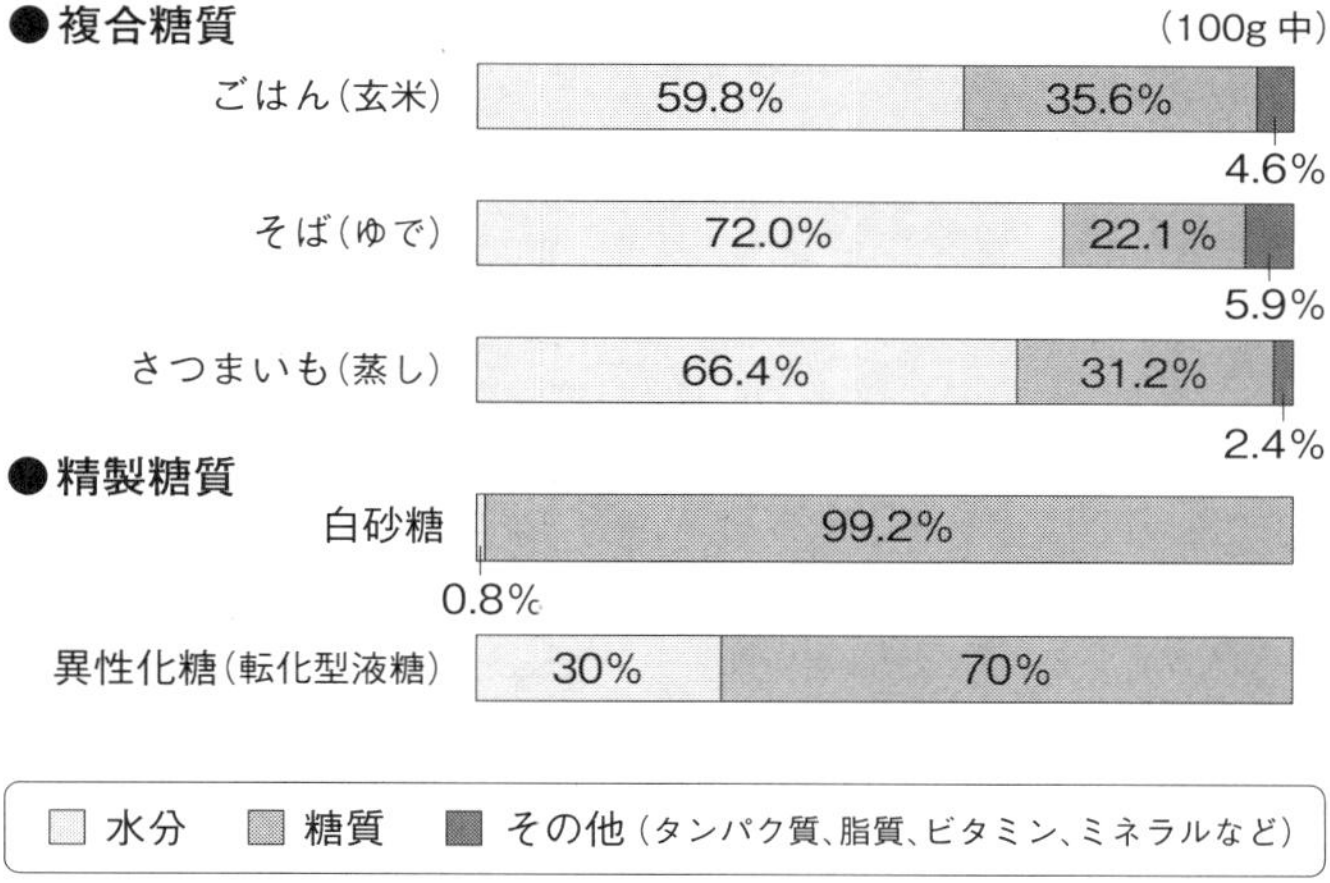

(『日本食品標準成分表2010』文部科学省より著者作成)

糖液糖」などと書かれている甘味料で、ほとんどはトウモロコシを原料に作られています。

糖質一〇〇パーセントなどという食品は自然界には存在しません。いわば、実験室の薬品棚でしか見ることができないような、きわめて特殊な食品なのです。

なぜそんな食品ができるのかといえば、白砂糖の場合は、原料となる黒砂糖を、苛性《かせい》ソーダなどの薬品を使ってどんどん〝精製〟していくためです。黒砂糖には微量栄養素が含まれていますが、それを工業的に精製して純粋な糖質にしていくわけです。

ですから、白砂糖や異性化糖のような

糖質を「複合糖質」に対比させるために、本書では「精製糖質」と呼ぶことにします。「複合糖質」と「精製糖質」は似《に》て非《ひ》なるものです。ところが、糖質制限食ダイエットをすすめる人たちは、この二つをごちゃ混ぜにして「糖質をやめろ」と提唱しています。ここが大きな問題です。ごはんも異性化糖もいっしょだというのは、とんでもない話です。

複合糖質と精製糖質を混同するな

精製糖質は控えるべきです。その点では、私も同じ考えです。白砂糖や異性化糖などの精製糖質のとり過ぎは、糖尿病や肥満の原因であることがはっきりしているからです。

異性化糖は主にトウモロコシを原料にして作られると書きましたが、原料であるトウモロコシ自体はデンプンが主成分の「複合糖質」です。ブドウ糖が鎖状《さじょう》に繋《つな》がって構成されており、体内に入ったデンプンはそのままでは吸収されません。体内の消化酵素がデンプンの鎖《くさり》をカットすることでブドウ糖に分解し、それではじめて吸収されてエネルギーに変わるのです。ですから、消化吸収までに一定の時間がかかります。

ところが、「精製糖質」である異性化糖の構造は、原料のトウモロコシのデンプンとはまるで違います。デンプンの鎖を工業的にカットしたものであり、体内に入る前にすでに分解されています。ですから、体内に入ったとたんに吸収されます。

非常に吸収が早いので、「点滴と同じ」と考えるとよいでしょう。そのため、異性化糖を大量に含んだスポーツ飲料を、「飲む点滴」と呼ぶ人がいるほどです。

病気で固形の食べ物がとれない人や、激しいスポーツで消耗している人は別として、日常生活では必要ありません。むしろ、異性化糖のとり過ぎが肥満や糖尿病の大きな原因のひとつになっているのです。そのことを否定する医療関係者はいないでしょう。

ごはんならば、普通に食べているかぎり、糖質をとり過ぎることはありません。しかも、脂質やタンパク質、体に欠かせない微量栄養素も含まれているので、さまざまな栄養素を同時に摂取することができます。

しかし、白砂糖や異性化糖は、すぐに糖質のとり過ぎに繋がってしまいます。

「いくらなんでも、そんなに砂糖をとることはないだろう」と思う人がいるかもしれませんが、菓子パンや洋菓子にどれだけ大量の砂糖を入れるか、自分で作ったことのある人ならわかるでしょう。また、缶コーヒーやジュース、スポーツ飲料などの清涼飲料水には、驚くほど大量の異性化糖が含まれている製品が多いのです。

さらに、前述のように非常に吸収が早いため、体内の血糖値が急上昇するという特徴があります。すると、体の危険を察知《さっち》して血糖値を下げようと、膵臓《すいぞう》から大量のインシュリンが分泌《ぶんぴつ》されます。これをしょっちゅうくり返していくと、しまいには膵臓が疲弊《ひへい》してしまい、インシュリンがうまく分泌できなくなります。その結果、体内の血糖値がコントロールできなくなって糖尿病になってしまうのです。

これまで、異性化糖は清涼飲料水やシロップなどによく使われていたために、そうしたものを口にしなければ、とり過ぎを避けることができました。しかし最近では、お菓子や調味料をはじめ、さまざまな食品に使われるようになっています。

その大きな理由は「安さ」です。砂糖よりも安価なために、どんどん利用分野が増えているのです。この精製糖質の問題を考えれば、ある意味で、糖質制限食が提案されるようになったのも当然だ、と言うこともできるのではないかと考えています。

今、述べたように、もとをたどれば同じものであっても、「複合糖質」であるトウモロコシ（食品）をそのまま食べるのと、それを精製して「精製糖質」である異性化糖（工業製品）の状態にして飲んだり食べたりするのとは、まったく違う行為である、ということを頭に入れておいてください。

そう、複合糖質と精製糖質が体に及ぼす影響は、大きく異なっているのです。ところが、糖質制限食をすすめる人たちは、この二つを分けていません。「砂糖や異性化糖はもちろん、穀類、イモ類も食べないことがダイエットに繋がり、しかも健康を守る」という主張には大きな問題があると言わざるをえません。

糖質犯説と脂質犯説の不毛な議論

昨今、肥満の人が増えた理由として、糖質ではなく「脂質のとり過ぎ」を挙げる人も多くいます。肉や牛乳、乳製品、卵など、動物性食品の食べ過ぎが、肥満や生活習慣病の原因になっていると考える人たちです。

従来は、こちらの考え方のほうが圧倒的に主流でした。そのために、カロリーを半分にしたマヨネーズやバター、コレステロールや脂質を抑えた食品などが増えてきたわけです。肉なども脂《あぶら》の多い牛や豚を避けて、鶏肉を食べるようにした人もいます。

言うまでもなく、これは「糖質のとり過ぎが肥満の原因」とする糖質制限食ダイエットとは対立する考え方です。

糖質制限食を提唱する人たちのほとんどは、「人間本来のエネルギー源は、糖質ではなく脂質である」と考えています。したがって、穀類、イモ類、果物、砂糖類をとるのはやめて、脂質を多く含む、肉類、魚介類、豆類を食べるべきだ、と主張しています。肉食中心のほうが、ごはんやラーメン、うどんよりいいと言っているのです。

つまり、「犯人は脂質か、糖質か」という正反対の二つの立場があるわけです。


では、いったい、どちらの考え方が正しいのでしょうか?


私は、どちらにも一理あり、どちらにも全面的に賛成することはできません。なぜなら、すでに糖質、脂質といった単一の栄養素で健康を論じられるような〝単純な時代〟ではなくなっているからです。

極端なことを言えば、たとえばドーナツが肥満の原因として槍玉《やりだま》に挙げられることがありますが、それを単一の栄養素で論じてしまうと滑稽《こっけい》なことになります。ある人たちは「あれは、糖質過剰な食品だからいけない」として問題視し、別のグループは「脂質(食用油)が過剰だから健康に悪い」と批判するような状況になるだけですから。

私の答えは、糖質か脂質かの二者択一ではありません。

それを理解していただくために、今度は「脂質」について考えてみたいと思います。

脂質も「精製脂質」だらけに

糖質については、「複合糖質」ではなく、工業的に作られた「精製糖質」が問題だと説明しました。それでは、脂質はどうなっているのでしょう。

糖質に「複合糖質」と「精製糖質」があったように、脂質にも二つの種類があります。「複合脂質」と「精製脂質」です。これも一般に使われることばではありません。やはり、「複合糖質」「精製糖質」に対比させるために使っているものだとご理解ください。

では、脂質の種類について見ていくことにしましょう。

脂質を多く含む食品といえば、肉類、魚介類、卵などの動物性食品、あるいは種実《しゅじつ》類などが挙げられます。種実類とは、クルミ、クリ、アーモンドなど、皮や殻《から》に包まれた果実や種子のことをいいます。

豚のロース（脂身付き）の場合、一〇〇グラム中、脂質は一九・二グラム含まれています。残りの八〇・八グラムには、水分のほかタンパク質、ビタミン、ミネラルなどの微量栄養素が含まれています。

脂がのった高価なサーロインステーキ（輸入牛肉）は、もう少し脂質が多くて二三・七グラム。マグロのトロには二七・五グラム、卵には一〇・三グラムの脂質が含まれています。意外と脂質の含有量が少ないことに驚く人もいるかもしれません。

というのも、肉も魚も卵も、水分が六〇パーセントから七〇パーセントも含まれているからです。

人間の体の六〇パーセントは水でできているといわれることを考えれば、もとは自然界の生き物である肉や魚がたくさんの水分を含んでいても不思議ではないでしょう。肉や魚それ自体に含まれる脂質はその程度なのです。

ですから、「焼き肉食べ放題」の店にでも行って、ほかの食べ物や飲料水を一切とらずに肉だけを大量に食べるようなことでもしなければ、それだけで簡単に脂質過剰になることはありません。そんな食事を毎日のように続ける人は、めったにいないでしょう。

しかも、こうした食品には、タンパク質、糖質、その他ビタミン、ミネラルなどの微量栄養素が含まれています。ですから、これを「複合脂質」と呼びます。

では、同じく脂質を多く含む食品である食用油（オイル）はどうでしょうか。これはきわめて特殊な食品です。ゴマ、菜種、ピーナッツなどから絞《しぼ》った植物油にしても、豚肉の脂肪から作ったラードや牛肉の脂肪から作ったヘットにしても、油の種類に関係なく、どれも脂質

■主な脂質源の成分

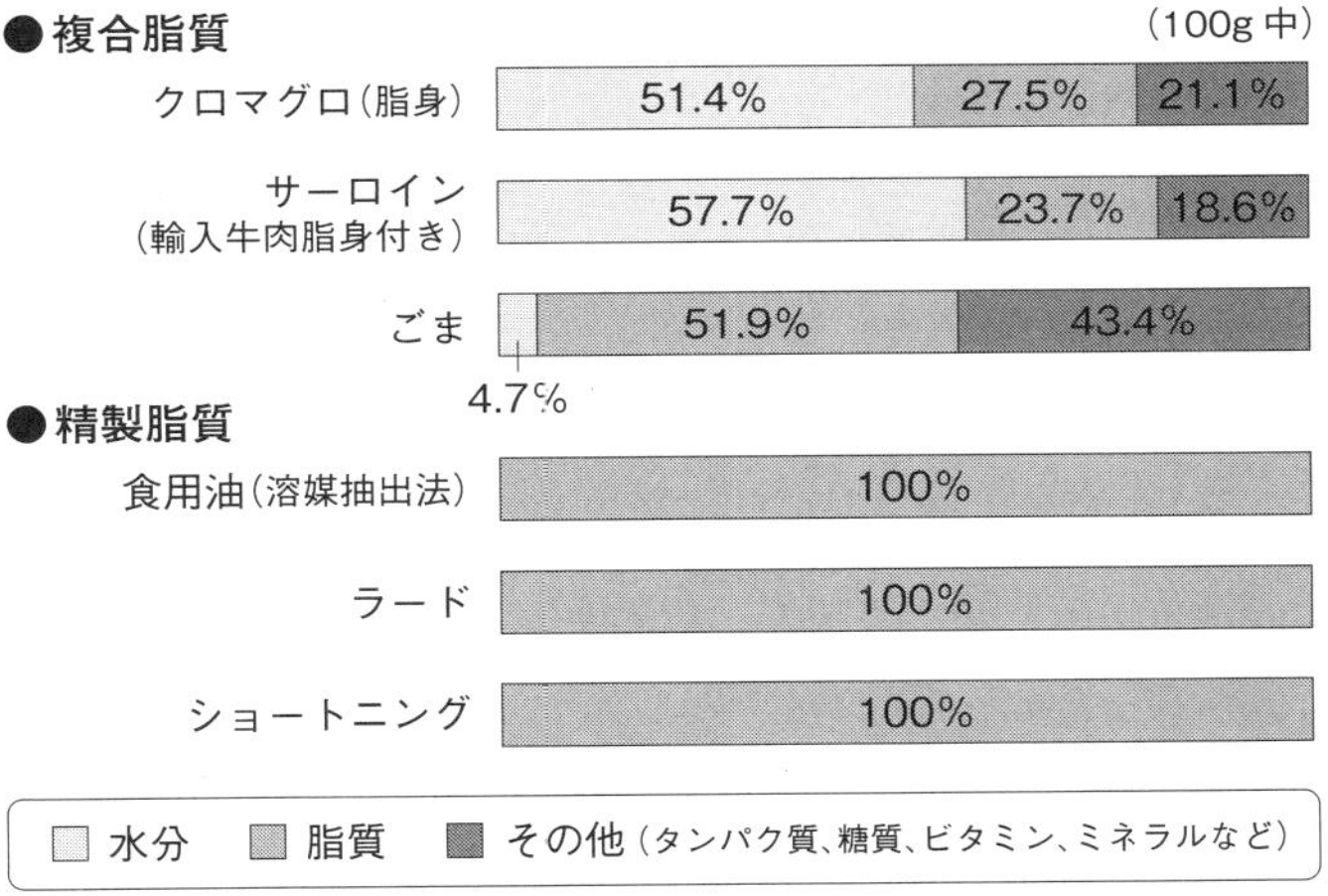

(『日本食品標準成分表 2010』をもとに著者作成)

一〇〇パーセントなのです。

原料に含まれる脂質を精製したことで、ほかの成分はほぼゼロ。砂糖が糖質一〇〇パーセントであるのと同様に、食用油もまた脂質一〇〇パーセントという、自然界ではありえないきわめて珍《めずら》しい成分構成になっているのです。

そこで、こうした食用油に対して、一般には使われない用語ですが、「精製糖質」に合わせて「精製脂質」と呼ぶことにしたいと思います。

問題点もまた、糖質のケースと同様です。脂質の場合も、世の中で「複合脂質」と「精製脂質」を混同してしまっていることがさまざまな問題を引き起こす原因になっています。

たとえば、世間では高脂肪（たくさんの脂質を含んでいる）が目の敵《めのかたき》にされていますが、この「高脂肪」ということばは誤解を生む恐れがあります。たしかに、脂ののった牛肉や豚肉、旬《しゅん》の魚も、高脂肪であることに違いはありません。種実類もまた高脂肪の食品です。

そこで誤解をして、こうした食品を抑えることが脂肪対策だと思っている人も多いようです。しかし食品としてとるかぎり、先ほど見たように、そこに含まれている脂肪・脂質はたかが知れています。また、ほかにタンパク質や糖質、ビタミン、ミネラルなどのさまざまな栄養素をとることもできます。

自然の食品の場合、いくら脂がのっていても脂質は三〇パーセント程度。しかし、その一方で、食用油は一〇〇パーセント。同じ重量ならば、三倍から五倍の脂質摂取になってしまいます。加えて、工業的に精製されてできた脂質には、あとで述べるように、単なる脂質の摂取量にとどまらないリスクが含まれています。ここが問題なのです。

「自然界に存在しない油」を疑え

数十年前までの食用油は、脂質一〇〇パーセントではなく、〝不純物〟が多く含まれていました。もっとも、不純物といっても、その正体はビタミンやミネラルなど。そうした微量栄養素や食物繊維が含まれていたのです。

当時は、油の抽出に「圧搾法《あっさくほう》」が行われていました。材料となるゴマや菜種を煎《い》ったり蒸《ふ》かしたりしてから、それを油絞り機に入れて圧力をかけて力ずくで絞るのです。

絞ってドロドロの状態になったものを和紙などで濾《こ》すのですが、あまり量がとれません。菜種の場合では、一八〇ミリリットルの油をとるのに、材料が一升《しょう》（約一・八リットル）必要だったといわれています。エゴマでは、二升も必要だったといいます。

しかも、「濾す」のには非常に時間がかかります。仕事をさぼったり、怠《なま》けたりすることを「油を売る」といいます。一般には、江戸時代、髪油を売り歩く者が婦女を相手に話し込みながら商《あきな》ったところから出てきたことばだと解釈されています。そのとおりだと思いますが、もうひとつ、油を濾す作業は時間がかかるため、それを待つあいだ何もしてないように見えたことからでてきたとも考えられるのではないか――と思っています。

いずれにしても、そうして手間も材料もたっぷりかけて作るのですから、油の値段はとても高価で、かつては貴重品でした。私の子ども時代には、炒《いた》めものや揚《あ》げものが少なかったのも当然のことでした。

また、昔の油は色のついた瓶《びん》に入っていたのですが、それは日光を遮断《しゃだん》するためでした。先ほども述べたように、ビタミンやミネラルといった〝不純物〟が含まれていたために、酸化しやすかったのです。

抽出に時間がかかる、量がとれない、酸化しやすいといった「圧搾法」のデメリットを解消するために開発されたのが、「溶媒抽出法《ようばいちゅうしゅつほう》」という製造方法です。

簡単に説明すると、さまざまな化学薬品を使って、材料から油を効率よく絞り出す方法です。この方法を使うと、一〇〇パーセント近くまで効率よく材料から油を抽出できます。また、保存しやすくするために、材料に含まれている食物繊維や微量栄養素が取り除かれています。〝不純物〟がなくなったのです。

こうして、価格が安くなっただけでなく、スーパーマーケットやコンビニエンスストアでは透明なプラスチックの容器に入れられ、常温で置かれるようになりました。

しかし、酸化しにくくなった半面、現在の食用油は一〇〇パーセント脂質という、まるで工業製品のような純粋なものに変わっています。おかげで、少し使っただけですぐに脂質のとり過ぎになってしまいます。

同じ脂質でも、肉や魚介類、木の実のような複合脂質でとるのと、食用油のような精製脂

■植物油の製造工程

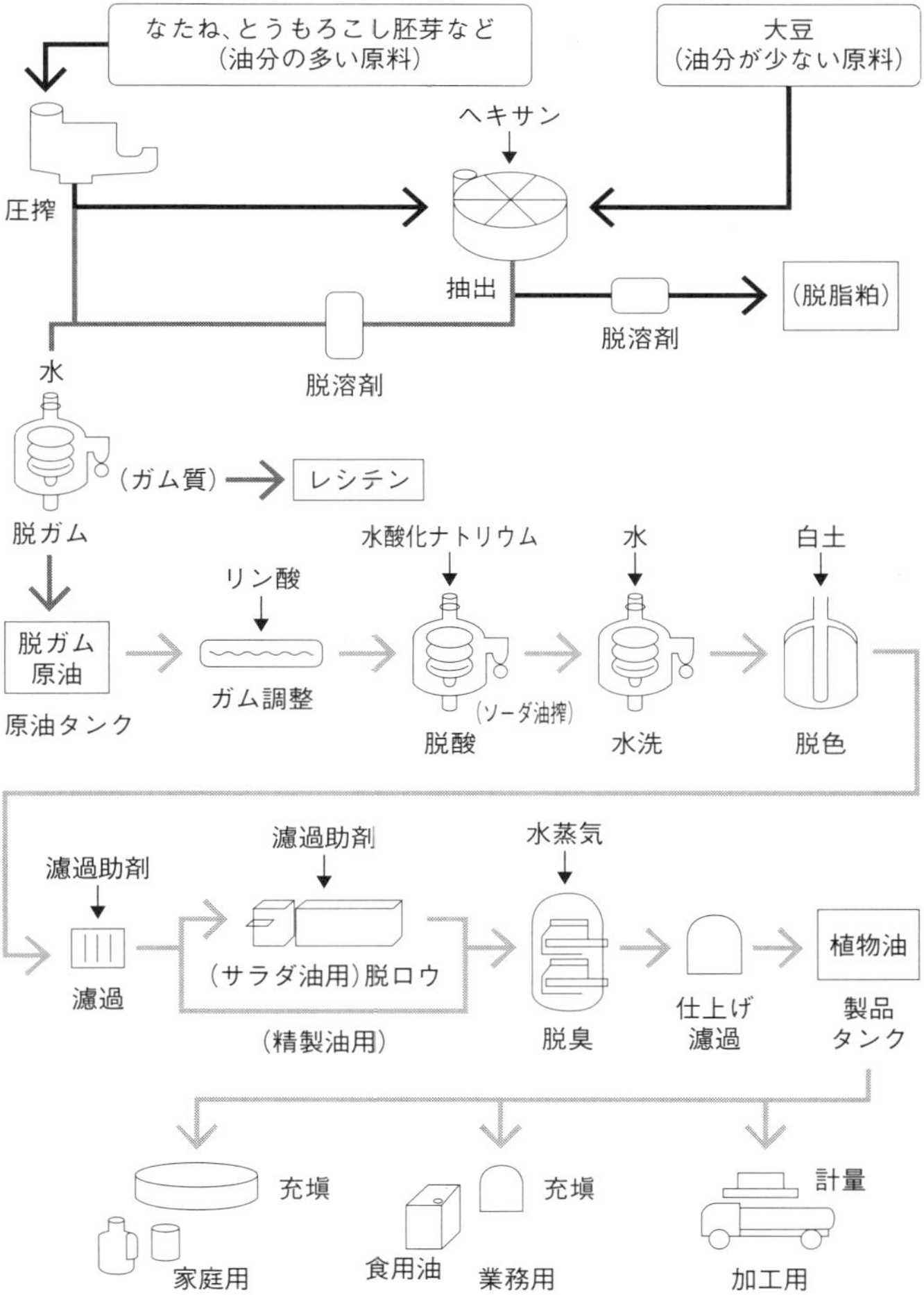

(日本植物油協会 HP より)

質でとるのとではまったく内容が違います。

その点をよく考えずに、「肥満や生活習慣病を防ぐために、脂質のとり過ぎに注意しましょう」と言っても、あまり意味がありません。日本人で、肉や卵や魚やピーナツを食べ過ぎて、肥満になった人はそう多くはいないと思います。肉だけを食べるなら、脂質過剰になる前に満腹になってしまうことでしょう。そうではなくて、ほとんどは精製脂質のとり過ぎが問題なのです。

さらに、溶媒抽出法では、その製造過程で高温の処理をするため、健康によくない「トランス脂肪酸」が生じるという問題も指摘されています。これについては、第三章で改めて触れることにしましょう。

もちろん、現在でも質のよい油もありますが、多くは特別なルートで販売されており、非常に高価なものになっています。

ちなみに、昔は肥料に油粕《あぶらかす》がよく使われていました。文字どおり、油を絞った残りかすです。油でべたべたしていて、独特の油っぽいいい香りがしたものです。「かす」とはいっても、栄養素が残っていますから、袋詰めにして倉庫に積んでおくとネズミに食われてしまうこともしばしばありました。知人の園芸家など、「昔は油粕の入った倉庫に行くと、いい香りがして好きだった」と言います。

ところが、現在の溶媒抽出法では、材料の「骨《ほね》の髄《ずい》」まで絞ってしまいます。ですから、絞ったかすには油分も栄養素もほとんど残りません。

メーカーの商売とオイル戦争

脂質のとり過ぎを防ぐには、精製脂質である食用油の摂取量を減らすのがいちばんの対策です。ところが、それでは食用油のメーカーが納得しません。売り上げが落ちてしまっては困りますから、「油を減らしましょう」などとは絶対に口にしません。

そこでどうしたか。「健康にいい油」を売り出したのです。そして、学者を巻き込んで、「オリーブ油が体にいい」「いや、亜麻仁《あまに》油のほうがいい」「オメガ3脂肪酸が健康的」などという宣伝合戦をくり広げています。その様相はまさに、「オイル戦争」と言ってもいいくらいです。

もちろん、油は何を選択しても同じなどと言うつもりはありません。違いはあります。しかし、健康雑誌の広告やテレビCMで見る「この油がいい」という話については、健康とはほとんど無縁の「商売の情報」だと考えたほうがいいでしょう。

かつて、「リノール酸が体にいい」という説が広まって、リノール酸をたっぷり含む紅花《べにばな》油が売れたことがありました。すると、今度はライバルメーカーがネズミの実験結果を持ち出して、リノール酸は危険だというキャンペーンを張りました。これで、リノール酸の油がぱったりと売れなくなってしまいました。

その後は、「オリーブ油はオレイン酸がたっぷり含まれているから体にいい」とか「亜麻仁油が究極の食用油だ」などと言われて、そのたびにその油が売れるということのくり返しです。要は、どのメーカーも、自分のところの油を売るために宣伝合戦、ネガティブキャンペーン合戦をしているだけなのです。

一時、「血中コレステロールを上昇させない油」という触れ込みで、ジアシルグリセロールという物質を使った食用油が評判を呼びました。「エコナ」という商品名で販売され、有名な女優を使ったテレビCMで人気が出たものです。ところが、人気絶頂だったときに、この油に発がん性があるという情報が流れて、今では販売されていません。

オイル戦争とは結局、そのようなものです。

重要な点は、オリーブ油だの、ゴマ油だの、サラダ油だのといっても、通常の製品はすべて、微量栄養素がゼロで、脂質一〇〇パーセントという不自然な商品だという事実です。しかも、私たちの油の摂取量がますます増えているということにこそ問題があるのです。

糖質か脂質かより〝中身〟が問題

このように、今では「糖質が問題なのか、脂質が問題なのか」という議論はあまり意味がない時代になっています。なぜなら、糖質も脂質もその「質」が大きく変化し、精製糖質と精製脂質が幅を利《き》かせるようになったからです。

そうした事情を差し置いて、現代の食生活は脂質過剰だ、糖質過剰だ、と論じることは根本的に誤《あやま》っています。

糖質制限食を提唱する人たちが、複合糖質と精製糖質をごっちゃにしているのと同様に、糖質制限食反対派もまた、複合脂質と精製脂質をごっちゃにしています。

一方、脂質過剰を問題視する人たちは、肥満や糖尿病の増加は脂質が犯人だと主張しています。ところが、「じゃあ、減らすべき脂質は何か」と訊《き》けば、「動物性脂肪を減らせ」と言うだけなのです。

世の中に精製脂質があるという認識すらありません。おそらく、考えたことも聞いたこともないのでしょう。どちらも同じ脂質としかとらえていないのです。

激増する精製糖質&精製脂質食品

現代の食品には、精製糖質と精製脂質が圧倒的に増えています。

精製糖質である異性化糖は、清涼飲料水やシロップにとどまらず、お菓子や調味料をはじめ、さまざまな食品に広く使われるようになっていることはすでに指摘しました。また、食事の洋風化にともなって、精製脂質である食用油を使う場面も増えています。

さらに重要な問題は、この二つがタッグを組んだ食品が増えたことです。つまり、ひとつの食品に、大量の精製糖質と精製脂質が同時に使われるようになったのです。これが、肥満、糖尿病などの生活習慣病をはじめ、さまざまな疾患《しっかん》が増えた原因になっているという認識は、残念ながら医療関係者の間にもほとんどありません。

では、二つがタッグを組んだ食品には、どんなものがあるでしょうか。

その典型的なものが、私が以前から指摘している「カタカナ主食」です。つまり、パン、菓子パン、ハンバーガー、ホットドッグ、パスタ、ピザ、ワッフル、クレープ、パンケーキ、ドーナツなど。主食にもなる、カタカナで書く食品のことです。また、「カタカナ」ではありませんが、焼きそば、お好み焼き、たこ焼きなども同類です。

■主な菓子類の「糖質」「脂質」含量 (100g中)

		糖質	脂質
和菓子	大福もち	52.8	0.5
	練りようかん	70.0	0.2
	くしだんご	45.5	0.4
洋菓子	アイスクリーム(高脂肪)	22.4	12.0
	ショートケーキ	45.1	20.7
	ミルクチョコレート	55.4	34.0

(「日本食品標準成分表2011年」文部科学省他より)

こうした食品の主成分は小麦粉などのデンプンであり、さらにソース、マヨネーズ、ケチャップなどの調味料を使います。それらの調味料もまた、精製糖質が多く含まれていますから、デンプンと砂糖の「ダブル糖質」、あるいはデンプンと食用油の「糖質＋脂質」となって、ますます糖質過剰、脂質過剰に陥《おちい》ってしまうわけです。

たしかに、デンプンの状態では、砂糖や異性化糖よりも消化吸収は早くないと書きましたが、それでもごはんにくらべればスピードが早い。ごはんは、基本的に米粒のまま食べる「粒食《つぶしょく》」です。それに対して、カタカナ主食やお好み焼きなどの場合は、小麦粉やトウモロコシの粉など、「粉食《こなしょく》」がほとんどです。

粒食と粉食では、やはり消化吸収のスピードが違います。粉食は吸収が早いため、血糖値の上昇も早くなり、肥満や糖尿病のリスクが高まるのです。「パンでは食った気がしない」と言う人が少なくないのも、消化吸収が早いため、腹持ちしないからです。

この面だけをとれば、糖質制限食をすすめる人たちが、こうした食品を排除するというのはよく理解できます。私自身、これらの食品を常食にすることが肥満を増やしただけではなく、多くの生活習慣病を増やす大きな要因になっていると考えています。

ただし、カタカナ主食は糖質が過剰であることに加えて、たっぷりと油脂《ゆし》類が使われているという点を、糖質制限食派の人たちは見逃しています。精製糖質も精製脂質も過剰だからこそ、カタカナ主食は問題が大きいのです。

また、糖質制限食をすすめる人は、甘いお菓子も目の敵にしています。たとえば、和菓子の場合、もち米や小麦粉などのデンプンに砂糖を使いますから、たしかに「ダブル糖質」になります。当然、食べ過ぎれば肥満にも繋がるでしょう。しかし、和菓子で肥満になるには、相当な量を食べなくてはなりません。

むしろ、お菓子で問題なのは、和菓子よりも、ケーキ、クッキー、アイスクリーム、プリン、チョコレートなどの洋菓子です。こうした洋菓子の特徴は、大量の砂糖に加えて、たっぷりと油脂類が使われていることにあります。精製糖質と精製脂質がタッグを組んでいるという点で、単なるダブル糖質である和菓子よりも注意すべき食べ物と言えるのです。

スナック菓子は「最凶の食品」

精製糖質と精製脂質がタッグを組んだ「最凶の食品」は、スナック菓子（ジャンクフード）です。

スナック菓子の食べ過ぎが健康によくないことは、誰もが指摘することです。しかし、その理由となると、これもカタカナ主食と同じで、立場の違いによって異なってきます。

糖質制限食をすすめる人は、スナック菓子を指して糖質過剰の典型的な食品だとし、「だから食べるべきではない」と主張します。たしかに、それは間違いではありません。スナック菓子の主材料は、小麦粉、トウモロコシ、ジャガイモなどのデンプンがほとんどだからです。

しかも、たいていのスナック菓子には砂糖が使われています。デンプン＋砂糖というダブル糖質になるのですから、すぐに糖質過剰に繋がるわけで、彼らがすすめないのも当然のことです。

一方、脂質過剰を問題視する人たちは、スナック菓子が脂質過剰の食品だと言います。なぜなら、スナック菓子は主原料を揚げて、油まみれにするのが基本だからです。

しかも、多くのスナック菓子は、主原料を薄くしているために油をたくさん吸収することになります。平均すると、三〇パーセント近く、多いものでは三六パーセントが脂質。こうなると、実質的には油をかじっているようなものです。ですから、たしかに脂質過剰とも言えるわけです。

本当に不思議なことに、糖質制限食派の人は糖質のとり過ぎだけを指摘して、脂質過剰を問題視する人は脂質のとり過ぎだけを指摘します。しかし、現実は両方とも過剰。しかも、精製糖質と精製脂質の過剰なのです。

本章のはじめに、近年、若い人を中心に「病的な肥満」が増えてきていると書きましたが、その人たちはまさに、「カタカナ主食」やスナック菓子、洋菓子類を幼少期から食べてきた年代です。

ごはんやイモ類などの複合糖質を食べ過ぎても、肉類、卵、乳製品などの動物性食品の複合脂質を食べ過ぎても、あそこまで病的な肥満にはなりません。そもそも、複合糖質や複合脂質を食べているかぎり、かさも水分もたっぷりありますから、ある程度食べればお腹いっぱいになってしまって、極度の過剰になることはありません。

その点、精製糖質と精製脂質の形ならば、簡単にとり過ぎてしまうのです。「病的な肥満」とは、精製糖質と精製脂質が過剰な時代になって出現した肥満のことなのです。

「病みつき」の正体

さらに、精製糖質と精製脂質がタッグを組んだ食品には大きな特徴があります。それは、「癖《くせ》になる」「病《や》みつきになる」という点です。

たとえば、サツマイモを山ほど食べるのは難しいですが、精製糖質である砂糖を加えた芋《いも》羊羹《ようかん》にすると空腹でなくても食べることができます。

さらに、精製脂質である油脂類を混ぜたスイートポテトは、満腹でも食べることができます。そのサツマイモを食用油で揚げて脂質過剰にして、そこに砂糖やうまみ調味料をまぶしたスナック菓子にすると、もう、一袋全部でも簡単に食べることができてしまいます。それどころか、封を開けたら最後、途中でやめることが難しくなるほどです。

これが、「病みつき」の正体です。

ではなぜ、私たちは精製糖質や精製脂質が入った食品を食べると、いくらでも食べることができてしまうのでしょうか。

それは、人類の食の歴史と関係しています。私たちのはるか祖先の食生活は、まさに飢餓《きが》との闘いでした。生命活動のエネルギーとして必要なだけの熱量を、どうやって手に入れるかが最大の課題だったのです。

そうした状況では、ビタミンやミネラルは二の次。何よりも大切なのはカロリーの高い食品、つまり糖質や脂質、あるいはタンパク質を多く含んだ食べものです。そうした歴史があるために、現代人である私たちも、カロリーの高いものを食べるとおいしく感じて、たくさん食べられるようになっているのです。

ごはんで言えば、「塩むすび」だったらほどほどにしか入らないけれども、油を使った「チャーハン」になると食べ過ぎになりやすいのはそのためです。また、暑くて食欲がないときでも、「手巻き寿司」にすればごはんが進みます。それは、砂糖の力と酢《す》の香りの力を借りて、食欲をかきたてているわけです。

最近では、せんべいに油が多く使われるようになりました。かつては醤油だけのシンプルなせんべいが多く、せいぜいザラメがついたくらいだったのですが、今ではスーパーやコンビニに行くと、油を使ったものが九割以上、砂糖を使ったものが七割程度といった様子です。シンプルな醤油せんべいに見えても、じつは砂糖をたっぷり含んだ甘い醤油であることも多いのです。

そのほうがおいしく感じるのですから、売り上げを上げようと思ったら、メーカーはそうするでしょう。そのうち、醤油だけのせんべいを売るのは時代後《おく》れになり、せいぜい老舗《しにせ》が売るくらいになるかもしれません。

和菓子も同じです。イチゴ大福や生クリームの入った和菓子が売れるのも、ここまで読んできた方にはその理由がおわかりでしょう。そのうち、昔ながらの羊羹を売るのは、やはり一部の老舗だけになっていくでしょう。

給食のメニューでは、よくカレーライスが出てきます。子どもたちがカレーを喜んで食べるのは、そこに油も砂糖も入っているからです。さらに、うまみ調味料も加わっていますから、食べ過ぎにもなります。

精製糖質、精製脂質、そして、うまみ調味料という三つがからむと癖になるのです。

この三品は、カタカナ主食である菓子パン、ハンバーガー、パスタでも同じこと。油を使って調理したり、砂糖をまぶしたり、ソース、マヨネーズ、ケチャップ類を使ったりしているために癖になってしまうのです。

とはいえ、カタカナ主食の場合は、まだましです。カレーライスを例にとれば、カレーのルーだけでなくてごはんもいっしょに食べますから、ある程度食べればお腹がいっぱいになり、精製糖質、精製脂質のとり過ぎに歯止めがかかります。

ところが、スナック菓子ではそうはいきません。歯止めがかからずに、とことん食べてしまえるために、簡単に糖質過剰、脂質過剰になってしまうのです。

貧困層に学ぶ「何を食べないか」

かねてから肥満が社会問題になっているのがアメリカです。アメリカの肥満は、砂糖や脂質の少ない素朴《そぼく》なパンや、ジャガイモに塩を振っただけのものを食べて増加したのではありません。つまり、複合糖質で太ったわけではないのです。

では、何が原因かというと、すでに多くの人が指摘しているように、ハンバーガーやホットドッグ、ピザなどのカタカナ主食、フライドポテト、スナック菓子を清涼飲料水で流し込むような食生活です。このことは今や常識と言ってよいでしょう。

アメリカにおける肥満の問題は、貧困層ほど深刻になっています。貧困な人は、経済的に考えても、肉類や魚介類、乳製品などの動物性食品で空腹を満たすことは難しい状態です。とはいえ、生命活動のためのエネルギーは得なくてはなりません。そうなると、いきおい精製糖質や精製脂質をたっぷり使ったジャンクフードで、生きるためのカロリーをとるしかなくなります。

しかし、ジャンクフードでは、すぐに糖質や脂質の過剰摂取となり、肥満や糖尿病になってしまうわけです。

複合糖質である穀類やイモ類を食べ過ぎたり、複合脂質である肉類や魚介類、卵、乳製品を食べて肥満した人もいるでしょうが、その割合は、ジャンクフードで太った人の比ではありません。

ですから、「糖質を食べてはいけない」あるいは「脂質は控えるように」と言うことは、ほとんど意味がありません。問題は、精製糖質と精製脂質なのです。アメリカの貧困層の人たちにとっては不本意でしょうが、身を以《もっ》てそのことを示してくれたわけです。

「食の工業製品化」を問い直す

ここでもう一度考えてほしいことがあります。それは、精製糖質と精製脂質が、いったいどこでどうやって作られているかです。

たとえば精製糖質の代表である異性化糖は、主にトウモロコシを原料に、工場で糖質だけを抽出・精製します。また、精製脂質である食用油は、現在そのほとんどが溶媒抽出法を行い、工場で原料から脂質を抽出・精製します。

言ってみれば、精製糖質や精製脂質は工業製品のようなもの。いや、糖質一〇〇パーセント、脂質一〇〇パーセントなどというのは、もはや食品というより薬品です。私たちは、薬品を食べていると言っても過言ではないのです。

そこで、こんな実験をしてみました。

スーパーで買ったマーガリンを屋外に放置して、どのくらいたったら酸化するかを試してみたのです。すると、真夏に一ヵ月以上置いてもまったく変化がないではありませんか。

バターならば、二、三日もすれば酸化して風味が落ち、やがてカビが生えたり虫が寄りついたりして崩《くず》れていきます。ところが、マーガリンはまったく変化がありません。カビも生えなければ虫も寄りつきません。酸化しない油を使って作った工業製品だからこそ、これが可能になるのです。

複合糖質や複合脂質はそうではありません。複合糖質である穀類やイモ類は田畑でとれるものですし、複合脂質である肉類や魚介類、卵、木の実などは、海や山、あるいは牧場でとれるものです。たしかに、肉や魚の加工は工場で行いますが、それは原料を切ったり料理したりするためです。精製脂質とは違って、まるっきり別のものに変えてしまうわけではありません。

これまで、ダイエットや健康を語るとき、「食生活が欧米化したために脂肪をとり過ぎるようになった」とか、「糖質のとり過ぎで生活習慣病のリスクが高まる」といった点ばかりが話題にされてきました。

私自身も、欧米化した食生活の問題点を取り上げてきましたが、もうその段階は終わった、という印象を受けています。現代の日本の食生活は、今やそれ以上の大きな問題を抱えているのです。

それが、「精製された工業製品（あるいは薬品）を食べている」ということです。そして、そのなかでも最大に工業化された製品が、食用油であり異性化糖・砂糖なのだという認識を持つことが大切です。

ところが、そうした工業製品は、それとは見分けがつかない形で食生活に入り込んでいるから厄介です。油や異性化糖・砂糖をそのままなめる人はいないでしょう。そうではなくて、ありふれたパン、菓子パン、ハンバーガー、ケーキ、クッキーなどという形になって、目の前に現れているのです。

食生活がそうした状況にあるのに、本を書いている医師や学者たちは、いまだに精製したものとそうでないものをごっちゃにして、糖質過剰が問題だの脂質過剰が問題だのと言い争っています。あたかも、人間が「糖質」「脂質」という単独の栄養素を食べているかのような議論になっています。おそらく彼らは、患者さんの食事をほとんど見もしないで、机の上の計算でものを考えているのでしょう。

そうではなく、糖質にしても脂質にしても、「工業化された糖質と脂質のとり過ぎ」という観点から食生活を見直すことで、より具体的な食生活の改善、提案に繫がると思うのです。

第三章　縄文人の主食が「肉」だとする考古学者はいない

よみがえる「縄文式食事法」

糖質制限食を提唱する人の多くは、「人は糖質ではなく、脂質をエネルギー源とするのがもっとも自然だ」という主張をします。したがって、糖質を含む穀類、イモ類、果物、あるいは砂糖類をやめて、脂質を多く含む肉類、魚介類、豆類を食べるべきだというわけです。

そして、これまでの人類の歴史を見れば、肉食こそが人間の本来の食生活だと主張するのです。たしかに、人類が誕生してから三〇〇万年、四〇〇万年、あるいは七〇〇万年とも言われていますが、そのほとんどが狩猟採集《しゅりょうさいしゅう》の時代であり、農耕が始まったのはわずか一万年前にすぎません。

それを取り上げて、「私たちの体は、何百万年と続いた狩猟採集時代の食生活にこそ適応している」と言うのです。

農耕が始まって、米や小麦、イモ類などを食べるようになったのはつい最近のことにすぎない。そのため、私たちの体は穀類、イモ類などの糖質に適応していない。適応していない穀類やイモ類を食べるようになったために、肥満や糖尿病が増えた。つまり、糖尿病を増やした原因は、農耕を始めて、穀類やイモ類を多食するようになったことにある。だから、古代人の食事を再現して、肉中心の食生活にすることこそが健康によい——と考えるのがその趣旨です。

極端になると、「糖質を食べるようになったのが人類の原罪だ」などと言う人までいます。そんな極端な考え方が反映されたものの例として、現在、アメリカではパレオダイエット（原始人ダイエット）と称して、血のしたたるような生肉を主食にしている人さえいるほどです。

こうした極端な肉食中心の考え方は、糖質の多い食事を続けてきた日本人には斬新《ざんしん》に映るようです。なかにはまるでファッションのように、「肉食中心の食事は新しい、ごはんを食べるのは古い」と考えている日本人もいるほどです。

インテリの知的遊技としてはおもしろいかもしれません。しかし、じつは、これはけっして新しい考え方ではありません。

かつて日本でも、一九八〇～九〇年代に、「縄文《じょうもん》式食事法」を提唱した人がいました。その名のとおり、縄文時代の食事をすれば健康になれるという考え方です。当時は、ずいぶんと評判を呼びましたが、今ではそんな健康法があったことさえ知らない人がほとんどでしょう。いつの間にか消えてしまいました。

たしかに、何百万年という人類の歴史を見ると、人々が農耕を始め、糖質を多くとるようになったのは「つい最近」のことのように思えます。しかし、肉食の期間が長かったからといって、ただちに「肉を食べるのは健康的で、糖質をとるのは体に悪い」と言ってよいのでしょうか。

しかも、砂糖のような精製糖質をやめろと言うのならともかく、米や麦などの複合糖質をとるのが間違いだとなると、世界中のほとんどの民族が誤《あやま》った食生活をしてきたということになってしまいます。彼らの考えにしたがえば、「正しい食生活」をしているのは、現在でも森のなかで狩猟生活を続けているごく一部の民族だけになるわけです。

本当にそうなのでしょうか？

いくらなんでも、私はおかしいと思います。理由はこのあとで述べていきますが、まず結論を言えば、穀類やイモ類を食事の中心に据《す》えるという〝祖先の選択〟は正しかった、と私は確信しています。

人類はオークとともに生きてきた

そもそも、大昔の人々は本当に肉ばかり食べていたのでしょうか？　まず、そこから確かめる必要があります。

じつは、最近の科学技術の向上で、これまでの考古学の「常識」を覆《くつがえ》す事実がわかってきました。狩猟採集時代と言われていた時代にも、世界各地で糖質がかなりとられていたことが明らかになってきたのです。

私の知人で、考古学的な発掘調査を二〇年以上もしている女性がいるので、あるときに尋《たず》ねてみました。

「縄文人が肉を主食のように食べていたと主張する人がいるけれども、私は疑問を持っている。どう思いますか？」

彼女の返事はきわめて明快でした。

「考古学を研究している人で、縄文人の主食が肉だったと主張している人はほとんどいませんよ」

私たち素人は、縄文遺跡の出土品の話になると、どうしても貝類や動物の骨、あるいは狩猟に使われた矢尻《やじり》といった石器などを思い浮かべてしまいます。一方で、植物は残りにくく、イモ類はめったに見つかることはないといいます。だから、考古学を知らない人は、縄文人は肉をたくさん食べていて、糖質はあまりとらなかったのだろうと思い込んでしまうわけです。

ところが、最近になって科学的な分析技術が急速に進み、縄文人が何を食べていたのかがはっきりわかるようになってきました。具体的には、人骨のコラーゲンを分析することで、植物性タンパク質や動物性タンパク質をどの程度とってきたかがわかるのです。

そうした研究の結果、人骨の発掘場所によって異なるようですが、重量比にして六〜七割が植物性の食品、肉や魚などの動物性食品は一〜二割程度しか食べていなかったことがわかったのです。

そして、植物性の食品のなかでも、木の実の堅果《けんか》類と呼ばれるドングリ、クルミ、トチなど、文字どおり実が硬い植物を多く食べていたようです。

縄文時代は「森の文化」と呼ばれます。実際、当時の日本は緑の森に覆《おお》われていました。西日本は常緑樹の「カシ（樫）」が多く、東日本は落葉樹の「ナラ（楢）」が多かったようです。英語ではそれらを総称して、「オーク（Oak）」と呼んでいます。一説には、世界に二〇〇種から四〇〇種のオークがあり、そうした木の実を「ドングリ」と呼んでいるのです。

『ドングリと文明』（ウィリアム・ブライアント・ローガン著、山下篤子訳、岸由二解説、日経BP社、二〇〇八年刊）という本によれば、一本の木から平均して三〇〇万個近くのドングリがとれるといいます。この本では、オークの実がなって落ちてくる様子を「ドングリが降る」「豪雨のようにドングリが降る」と表現しています。

私の住まいは東京の西部にありますが、秋になって近くを流れる玉川上水《たまがわじょうすい》付近を散歩すると、歩きにくいほど大量のドングリが散《ち》らばっているのを目にします。まさにドングリが降ってきたかのような光景です。ましてや、緑の木々に覆われていた縄文時代には、秋になると日本中がドングリのジュータンで敷《し》き詰められたことでしょう。

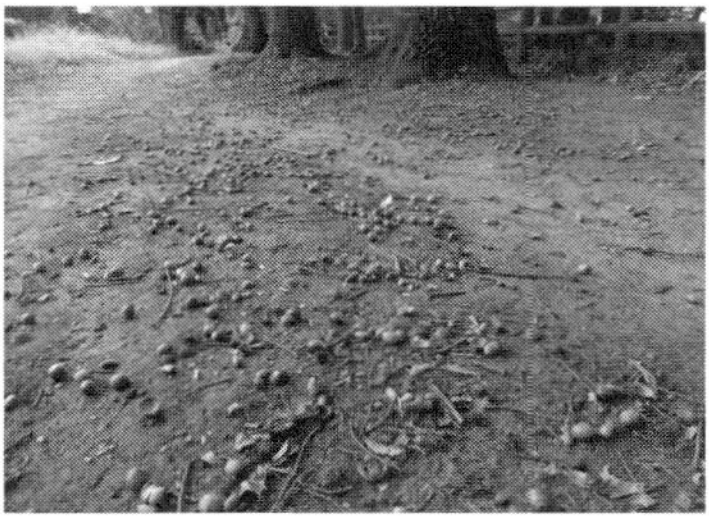
玉川上水で見たドングリのジュータン

しかも、好都合なことに、ドングリのような堅果類は、穀類と同様に保存が利《き》きます。ですから、秋に収穫したドングリを山ほど貯蔵していたことが想像できます。考古学に関わる方などは、「ドングリピット」と呼んでいるようですが、日本でも各地でドングリが保存されていた貯蔵穴の跡が発見されています。

縄文時代には、ブナ科のシラカシ（白樫）、アラカシ（粗樫）、カシワ（柏）、コナラ（小楢）、ミズナラ（水楢）、クヌギ（椽）などがあったことがわかっています。また、クリやクル

■ドングリの栄養成分　（100g中）

	糖質	タンパク質	脂質
コナラ	77.8	4.1	2.9
アラカシ	75.5	3.4	2.5
クヌギ	74.3	3.3	3.3
米（玄米）	73.8	6.8	2.7

（「京都府埋蔵文化財情報」119号、2012年を参考に筆者作成）

ミの実も発見されています。有名な青森県の三内丸山《さんないまるやま》遺跡では、クリの実が見つかっただけではなく、クリの栽培が行われていたこともわかっています。

そうした実（ドングリ）には多くの糖質が含まれていて、コナラでは七七・八パーセント、アラカシでは七五・五パーセント、クヌギでは、七四・三パーセントも含まれています。ちなみに米（玄米）は七三・八パーセントです。

ドングリはアクが強かったり、食べるのに手間がかかったりするものが多いのですが、米（玄米）と同等の糖質を含んでいるため、古《いにしえ》の人々が重要な食料にしてきたというのもうなずけます。その他、山イモのようなイモ類や彼岸花《ひがんばな》の根などから、かなりの糖質をとっていたことがわかっています。また、ドングリ類はきわめて脂質が少ない食品であることも付け加えておきます。

動物性の食品としては、魚介類を中心として、シカやイノシシ、あるいはリスのような小動物が食べられていましたが、まれな食べものだったようです。先に紹介した本の著者だけではなく、考古学の研究者のなかには「ドングリが主食だった」と断言する人も少なくありません。

鳥や小動物を少々が狩猟の実態

単純に考えても、弓矢や槍《やり》、斧《おの》などの石器で、主食にするほど多くの動物がとれるかどうかには疑問があります。

また、夏場、蒸《む》し暑い日本で肉をどのように保存しておいたのかという疑問もあります。主食と呼ぶには、まれではなく、年間を通して入手できるものでなければなりません。その点からも、肉を主食にしていたとはどうしても考えられないのです。

動物考古学者で国立歴史民俗博物館教授の西本豊弘《にしもととよひろ》氏によれば、当時はシカやイノシシのような大きな動物は、せいぜい一家族あたり年に一、二頭とれるかどうかで、それ以外は鳥類や小動物がときどきとれるくらい、食料の大部分が植物性だったそうです。

肉ばかり食べていたとしたら、貝塚などから発掘される動物の骨は、焼かれた跡があって当然ですが、そうしたものはほとんどありません。もし、生で食べていたとしたら、肉片や軟骨が残るはずですが、それもありません。その代わり、骨を打《う》ち砕《くだ》いた跡があるものがほとんどだともいいます。

つまり、骨髄《こつずい》をとるために骨を割《わ》り、土器に入れてゆでて食べていたのだと考えられるのです。おそらく、その鍋《なべ》には、堅果類の実で作った団子が入っていたのでしょう。それに骨髄を入れることで、味付けをすると同時に、ビタミンやタンパク質を補充していたのだろうというのが、西本氏の意見です。

専門家の話を総合すると、肉が主食ということはなかった、と断言してよいでしょう。よく考えてみれば当たり前のことです。動物はいつとれるかわからないわけですから、そういうものを頼りにして食生活が成り立っていたはずはありません。

「狩猟採集時代」というときに、「狩猟」ばかりが念頭にあって、「採集」のことはすっかり頭から抜け落ちてしまっていたのです。

これについては、日本ばかりでなく、ヨーロッパでも同じような研究成果が発表されています。

農耕が始まる以前の縄文時代は肉食中心だったという、糖質制限食をすすめる人たちの主張は、その根本に誤りがあるのです。

イヌイットの食生活の真実

狩猟採集時代に加えてもうひとつ、糖質制限食をすすめる人たちが、その根拠として挙げるのがイヌイット（エスキモー）の食生活です。

イヌイットは、植物のほとんど育たない北極圏で生活しています。住んでいる地域によって差はあるものの、かつてのイヌイットは農耕をせずに、ほぼ純粋な狩猟採集生活を送っていました。クジラやアザラシ、あるいは魚介類などを生で食べる生活をしてきたのです。

きわめて特殊な食生活をしてきたために、さまざまな栄養学者や医師たちが自分の主張に都合のよい実例として取り上げてきました。糖質制限食の提唱者たちもそうです。

「獣肉や魚介類を生で食べてきたイヌイットは、典型的な糖質制限食だった。その彼らには、肥満や糖尿病、脳梗塞《のうこうそく》、心筋《しんきん》梗塞をはじめ、リューマチやがんなど、あらゆる病気が少なかった」

こう主張するのです。しかし、人類学者の本を読めばすぐにわかるように、イヌイットは世界でもっとも短命な民族として知られています。現在は、食生活や生活環境が変わったので違いますが、かつてのイヌイットの平均寿命は三〇歳くらいだっただろうと推測されています。

三〇歳で寿命が終わるならば、糖尿病や血管系の病気はもちろん、リューマチやがんにかかる人が少ないのは当然のことではありませんか。そうした病気は、七〇歳、八〇歳まで長生きするからこそ、かかりやすくなるのです。

また、イヌイットの食生活は、血液をサラサラにするとか、頭がよくなるといって話題になったＥＰＡ（エイコサペンタエン酸）やＤＨＡ（ドコサヘキサエン酸）の宣伝にも使われました。

何年か前、私がＮＨＫのテレビに出演したときのこと。同席していた学者が、こんな発言をしました。

「イヌイットには、脳血管の病気が非常に少ない。それは魚介類をたくさん食べるからだ。魚介類には、ＥＰＡやＤＨＡが含まれているからだ」

私は、さすがにこんな話をオンエアされてはとんでもないと思って、「イヌイットの人たちに脳血管の病気が少ないと言うが、彼らの寿命がどれぐらいかわかって言っているのか」と、その場で反論したほどです。

かと思えば、逆に、厳格な菜食をすすめる人たちのなかには、イヌイットの寿命が短かったことをとらえて「肉食のせいだ」と指摘する人がいます。「野菜を食べないから長生きができない」というわけです。糖質制限食とは正反対の考え方です。

私は、この考えにも違和感があります。人の寿命というのは、遺伝や気候、環境などさまざまな要因から考えなければなりません。

とくにイヌイットの場合、気象条件が過酷《かこく》で、冬になると氷点下四〇～五〇度になるような地域があります。また、一日中太陽が出ている白夜《びゃくや》や、一日中真っ暗な極夜《きょくや》が何ヵ月も続く地域もあるのです。

そうした気象条件が、肉体的にも精神的にも、人々の健康に対して大きな影響を与えていることは容易に想像がつきます。

きわめて特殊なイヌイットの生活のなかから、ＥＰＡだの肉食だのと、ひとつの食品や栄養素だけを取り出して議論することはあまりにも単純すぎます。ましてや、穀物と肉のどちらを食べるべきかといった二者択一の議論は、不毛でしかありません。

健康法や病気と栄養の話というのは、「部分」ばかりを追求し過ぎると「全体」がおかしくなってしまうのです。

短命の時代に生活習慣病はない

では、日本で農耕が始まる前の縄文時代の平均寿命はどのくらいだったのでしょうか。

この時代は、当然、乳幼児死亡率がきわめて高かったと考えられます。現代のような医療もありませんし、栄養状態も悪かったので、生まれてすぐに死んでしまう子が多かったでしょう。ですから、平均寿命（ゼロ歳児が平均して何年生きられるか）は一四〜一五歳だっただろうという指摘があります。

もっとも、一四〜一五歳で多くの人が死んでしまったら、子孫を残すことができずに人類は絶滅してしまっていたはずです。重要なのは、乳幼児の時代を無事に生き延びた人たちがその後どのくらい生きたか、でしょう。

その点を明らかにしたのが、人類学者の小林和正《こばやしかずまさ》氏が一九六七年に発表した『出土人骨による日本縄文時代人の寿命推定』という論文です。これは、発掘された縄文期の人骨から一五歳以上のものだけを抜き出して、その平均年齢を調べたものです。これによって、一五歳まで生き抜いた人が、後どれだけ生きたかがわかるわけです。

小林氏は、この論文のなかで「標本数が多くない」と断りつつ、「三一歳」という結論を導き出しています。その後のこの分野での研究発展によって、まれに五〇歳や六〇歳まで生きた人もいると言われるようになってきましたが、いずれにしても、現在とは比較にならないくらいに短命だったことは間違いありません。

糖質制限食をすすめる人たちが理想とする縄文時代が、こうした短命の社会だったことを忘れてはいけません。

もちろん、これだけをもって糖質制限食は危険だと強弁《きょうべん》するつもりはありません。縄文人の寿命が短かったのは、やはり、食生活だけでなく衛生状態の悪さ、自然災害に対する防備のなさなど、さまざまな理由がからんでいるはずだからです。

もっとも、縄文時代にも糖質をかなりとっていたことがわかってきているわけですから、そもそも議論の前提からして「おかしい」と言うしかありません。

ただし、これだけは断言できます。少なくとも縄文時代やイヌイットを例に挙げて、「糖質制限食がいい」とする理屈はあまりにも無謀です。むしろ、糖質をしっかりとることが、少なくとも食生活の面から寿命を延ばす要素になった、と言えるのです。何しろ、食生活は「何を食べるか」ということよりも、まずは「安定的に食べられるか」ということのほうがはるかに大切だからです。今、言われている糖質制限食のように、「何を食べるか」という議論は、そもそも飢《う》えに苦しんでいる国の人々にとっては無縁の話なのです。

人類は、農耕をするようになってその生活を一変させました。定住生活が可能になり、保存可能な穀類やイモ類を育てることで、年間を通してある程度、空腹を満たせるようになりました。そして、食料が安定して収穫でき、糖質をしっかりとれるようになったことで、栄養状態が改善しました。おかげで、飢餓《きが》の危険性も大きく減少しましたし、抵抗力がついて感染症で死ぬリスクも減ってきました。また、母体の栄養失調も改善できたため、乳児の死亡も著《いちじる》しく減ってきたのです。

その結果、私たち人間の寿命は延びてきたと考えるのが、ごく冷静なとらえ方でしょう。穀類やイモ類を中心にした食生活をするほうが、狩猟や採集に頼って生きていくよりも生存に有利だと考えたからこそ、世界のほとんどの民族が、その歴史のなかで、米や小麦、ライ麦、トウモロコシ、イモ類などを栽培する道を選んだのです。

そして、穀類やイモ類を主食にするようになったために、肥満や糖尿病が増えたわけではありません。長生きするようになったために、いろいろな病気が増えてきたのです。

今や日本は世界トップレベルの長寿国になりました。これだけ長生きすれば、肥満や糖尿病が増加するのも当然のことなのです。その一部分だけを取り上げて、糖質のとり過ぎが生

■日本人の平均寿命の変化

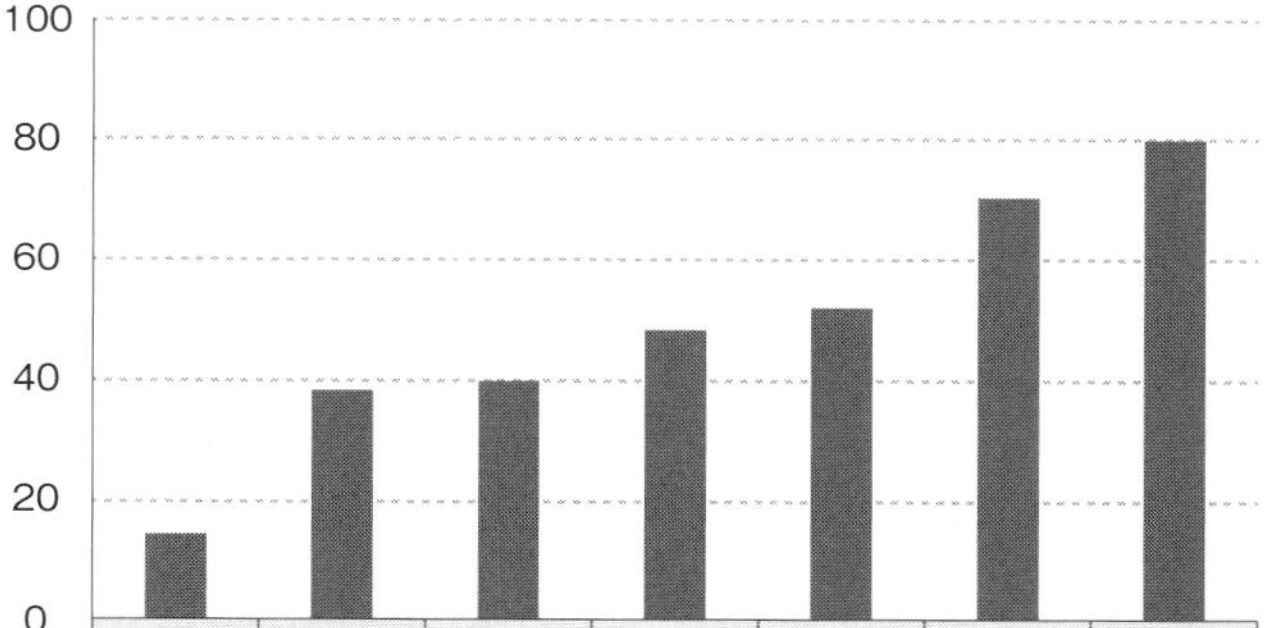

	縄文時代	室町～江戸	明治・大正	1935年	1947年	1965年	1999年
年齢（歳）	14.5	38	39.5	48	52	70.3	80.5

（簡易生命表など各種資料を基に推計。後藤眞氏作成）

活習慣病の原因だと決めつけるのは、あまりにも短絡的な発想だと言わざるをえません。

一九八五年がターニングポイント

戦後になって米の消費量がどんどん減っていったのはご存じのとおりです。それに歩調を合わせるように、生活習慣病の人が増えてきている。糖質が病気の根源だとしたら、これはおかしいではありませんか。

もちろん、その理由のひとつとして、前述したように平均寿命の延びが関係しているのは確かです。しかし、それに加えて、三〇代や四〇代といった比較的若い世代に肥満や糖尿病といった生活習慣病が増えているのです。最近では、一〇代、二〇代にも糖尿病の患者が増えるという、以前には考えられなかった現象も起きています。

いったい、どういうことなのでしょうか。

それは、精製脂質と精製糖質が出現したからにほかなりません。第二章で説明したように、食用油のような精製脂質、砂糖や異性化糖のような精製糖質をとる量が圧倒的に増えたことが、大きな原因のひとつと見て間違いないでしょう。

それを象徴する「画期的《かっき》な」出来事が一九八五年にありました。戦後、米の消費額が減るのと同時に、お菓子の消費額がどんどん増えていったのですが、ついにこの年、お菓子の消費額が米の消費額を超えたのです。すなわち、日本人は、主食よりお菓子のほうにお金をかけるようになったのです。

しかも、時代が下るにつれて、せんべいのような単純なお菓子ではなく、洋菓子やスナック菓子のように、精製糖質や精製脂質をたっぷり使ったお菓子が増えていきました。加えて、食生活の洋風化にともなって食事に油を使うことが一般的になり、食事の合間には異性化糖を大量に使った清涼飲料水を飲む機会が増えていきました。こうしたことが、肥満や糖尿病に繫《つな》がっていることは否定できません。

もちろん、すべてを食事だけで片づけるつもりはありません。自動車の普及による運動不足、夜型生活への移行による体調不良など、ほかにも原因はさまざまあると考えられます。しかし、食生活にかぎって述べるならば、精製糖質や精製脂質という要素はきわめて大きいと言わざるをえません。

「糖質は人体に合うか」論争の愚

糖質制限食を主張する人のなかには、「人間は、そもそも糖質を体に取り入れるようにできていない」と言う人がいます。その根拠として彼らは、人間の体内に蓄積されているエネルギー源を引き合いに出します。

それは、こういう理屈です。

私たちは、さまざまな活動をするためのエネルギー源を、脂肪、アミノ酸、グリコーゲンという形で体内に蓄積しています。このうちグリコーゲンは、多くのブドウ糖分子が結合してできているために、「動物性のデンプン多糖類」とも呼ばれています。

いざエネルギーが必要となったとき、グリコーゲンはすぐさまブドウ糖に分解できるため、即座にエネルギーを供給できるという特徴がある半面、脂肪ほど多くのエネルギーを貯蔵することはできません。

糖質制限食をすすめる人は、この「脂肪のほうがグリコーゲンよりも大量にエネルギーを貯蔵している」という点をとらえて、「人体にとっては脂質のほうが糖質よりも重要だ」と言うのです。つまり、「糖質によるエネルギー貯蔵はわずかなものだから、それは予備のためにあるにすぎない。糖質をとらなくても人間の活動には問題ない」という理屈です。

一見、説得力のある理屈に感じられますが、それはあくまでも人体のなかでの話です。体内の話と食事の話をごっちゃにしている点に、大きな〝ごまかし〟があります。

体内に脂質が豊富に含まれているからといって、脂質を食べればいいというわけではありません。なぜなら、食事の脂質がそのまま体内の脂質になるわけではないからです。もちろん、食事の糖質がそのまま体内で糖質として貯蔵されるわけでもありません。穀類やイモ類に含まれる糖質も、たくさん食べることによって結果的に脂肪として体内に蓄《たくわ》えられるのです。それを、糖質制限食を主張する人たちは、体内でのエネルギー貯蔵の割合にこじつけて強弁しているにすぎないのです。

体内のしくみを根拠にするならば、いくらでも反対の例を挙げることができます。

たとえば、デンプンを分解する酵素であるアミラーゼは唾液や膵《すい》液に含まれており、それにより分解された二糖類（二つの単糖類が結合した糖質）は、腸液に含まれるサッカラーゼやラクターゼによって単糖（糖質の最小単位）に分解されるという仕組みになっています。しかし、脂肪を分解する酵素は、胃液や膵液に含まれるリパーゼ一種類しかありません。この事実をもとにして、人体は糖質を摂取することに適していると主張することも可能です。

また、歯の形を人間が糖質の摂取に適している証拠に挙げる人もいます。肉を食べるのに都合のいい犬歯は上下左右に計四本しかありませんが、穀類をすりつぶして食べるのに適した臼歯《きゅうし》は、第三大臼歯（親知らず）を含めると上下左右それぞれ五本、合計すると二〇本もあります。これをもって、「人間の体は穀類を食べるようにできている」とするのです。

もっとも、この説もあてにはなりません。臼歯、犬歯など歯の種類と数、並び順を表す表記法を「歯式《しき》」といいますが、いろいろな動物の「歯式」と「食性」を比較すると必ずしも一致しません。「おおよそそのような傾向がある」という程度にとらえるのが、冷静な判断のようです。確かなところはわからないのです。

体のしくみから、自分たちの説に都合のいい部分だけを取り出して、糖質をとるのがいいとか悪いとか主張するのは「無意味である」と言うしかありません。

子どもが本能で糖質を選ぶ意味

私は、食生活で疑問が生じると、その答えを小さな子どもに教えてもらうことにしています。なぜなら、子どもは人間の本能に従って食事をしているからです。何を食べれば健康にいいか、何を食べたら太らないかといった情報は持っていません。本能のおもむくままに、欲するものを食べようとするのです。

「人間が何を食べるようにできているのか」を知りたければ、小さな子どもが何を好むのかを見ればいいのです。

そこで参考になるのが、カゴメ株式会社が二〇一一年八月に実施した「子どもの野菜の好き嫌いに関する調査」です（参考：http://www.kagome.co.jp/company/news/n_pdf/110829.pdf）。この調査では、三歳から中学生の子どもを持つ全国の母親八〇〇人を対象に、自分の子どもの好き嫌いについて尋ねています。

それによると、子どもが好きな野菜としては、第一位「とうもろこし」、第二位「じゃがいも」、第三位「えだまめ」、第四位「さつまいも」という結果になりました。どれも、純粋な野菜というより、穀類、イモ類、豆類に属するものばかりです。表の右側の数値が糖質の

■子どもの好きな野菜（10位まで）

順位	好き	炭水化物（糖質）
1	とうもろこし	16.8
2	じゃがいも	17.6
3	えだまめ	8.8
4	さつまいも	31.5
5	きゅうり	3.0
6	トマト	4.7
7	ブロッコリー	5.2
8	にんじん	9.1
9	かぼちゃ	10.9
10	だいこん	4.1

■子どもが食べてくれない野菜（10位まで）

順位	食べてくれない	炭水化物（糖質）
1	なす	5.1
2	ピーマン	5.1
2	しいたけ	4.9
4	水菜	4.7
5	オクラ	6.6
6	ニラ	4.0
7	エリンギ	7.4
8	ねぎ	7.2
9	トマト	4.7
10	アスパラガス	3.9

（「子どもの野菜の好き嫌いに関する調査報告書」2011 年、
カゴメ株式会社より抜粋のうえ糖質データを著者追加）

量です。トウモロコシは一〇〇グラム中一六・八グラム、ジャガイモは一七・六グラム、えだまめは八・八グラム、サツマイモは三一・五グラム含まれています。

それに対して、子どもが食べようとしない野菜は、第一位「なす」、第二位に同数で「ピーマン」と「しいたけ」が並び、第四位が「水菜」。いわゆる野菜らしい野菜が並んでいます。そして、なすに含まれる糖質は五・一グラム、ピーマンは五・一グラム、しいたけは四・九グラムしかありません。

大人ならば、情報があるために、「健康のために野菜を食べよう」と、無理に野菜を食べることもあるでしょう。しかし、子どもにはそうした情報がないため、本能的に糖質の高いものを食べたがることがわかります。

もっと本能で生きている乳児になると、さらに糖質を求めます。

私の知っている多くの助産師さんは、みな同じような体験を話してくれます。それは、授乳中の母親が脂質の多い食生活をすると母乳が脂《あぶら》っこくなるということ。するとてきめんに、赤ちゃんが嫌がって母乳を飲まなくなるということです。

もちろん、子どもや赤ちゃんの好き嫌いを、大人のそれと同じに考えてよいかという疑問は残ります。とくに、赤ちゃんと母乳の件は、助産師さんの体験から出た話なので、どこまで当たっているかはわかりません。

とはいえ、人間の本能のままに食べている子どもや赤ちゃんが、糖質を多く含むものを好むということは間違いのない事実です。少なくとも、糖質制限食論者の「人間の体は糖質を食べるようにできていない」という主張には、疑問があると言ってよいでしょう。それでもなお、糖質制限食を推進している人たちは、子どもたちの本能の選択はすべて誤りだと言うのでしょうか。

だからといって、「糖質だけをとりなさい」などと極端なことを言うつもりは毛頭ありません。そもそも、米にも脂質やタンパク質は含まれていますから、分けることなどできません。

それでも、子どもが糖質を本能的に求めている以上、糖質が体にとって重要なものだという状況証拠にはなりうると思います。糖質中心の食事が、やはり私たちの体にとって適した食生活なのです。

肉食は抗生物質の大量消費

次は「肉」そのものについて考えてみたいと思います。糖質制限食をすすめる人たちは、

「穀類やイモ類よりも肉食をすることが自然だ」、極端な主張をする人たちは「肉を主食にすべきだ」と言います。

では、その肉をどうやって手に入れるのでしょうか。現代の日本において、まさか狩猟で得た肉で空腹を満たしている人はいないでしょう。当然、食肉店やスーパーなどで買ってくることになります。

そこで、こんなデータがあることをご存じでしょうか。

二〇一一年の農林水産省の発表によると、一年間に屠殺《とさつ》した肉用牛のうち約六四パーセント、豚では約六一パーセントに病気があったというのです。

年間の牛の屠殺頭数が約一二〇万頭、豚が約一六五〇万頭。表で「禁止」とあるのは、屠殺場に運ばれてきた動物の生体検査をして「食用に適さない」と判断され、屠殺禁止とされたものか、屠殺後の検査で異常が認められ、解体が禁止されたものです。

「全部廃棄」と書かれているのは、屠殺して解体したけれども、すべての肉が使えないというものです。つまり、一頭分の肉すべてが流通禁止となったもので、これが牛で約一万頭、豚で約一万八五〇〇頭あります。「一部廃棄」というのは、たとえば肝臓に病気があるけれども、それを取り除いた部分は流通させてもよいとされたもののことで、全廃棄と一部廃棄

■牛、豚の疾病数

	屠殺数	禁止	全部廃棄	一部廃棄	%
牛	1,175,991	44	9,776	742,324	64
豚	16,514,874	396	18,574	9,992,107	61

（2011年農林水産省発表データをもとに作成）

を合わせると、牛では約六四パーセント、豚では約六一パーセントにものぼるわけです。

私たちは、そんな肉を食べるしかないのです。

たしかに、病気の部位は食べないで済むかもしれません。ただ、それ以外の部位であっても、病気を持った家畜の肉を食べて本当に大丈夫なのでしょうか。

それだけではありません。これだけ病気になる家畜が多いのですから、病気を予防するために当然、大量の薬が投与されます。飼料のなかに「飼料添加物」という名で抗生物質が含まれているのです。つまり、病気の家畜だけでなく、病気になっていない家畜もまた、〝薬漬け〟になっている可能性があるわけです。

さらに、抗生物質の大量投与は、その抗生物質によって死なない耐性菌を出現させてしまう恐れも指摘されています。そうなると、また別の抗生物質を投与することになるでしょう。

もちろん、薬が食肉中に残留しないように、家畜の処分の何日か前から

■抗生物質飼料添加物の製造量

独立行政法人肥飼料検査所

種類		製造量（純末トン 2001 年度）	
		合計	主な用途
抗生物質	アミノグリコシド系	4.0	豚
	ポリペプタイド系	30.8	牛、豚、鶏
	テトラサイクリン系	8.1	牛、豚、鶏
	ストレプトグラミン系	2.2	豚、鶏
	マクロライド系	2.0	豚、鶏
	ポリエーテル系	107.8	牛、鶏
	その他	20.4	豚、鶏
合成抗菌剤		58.0	豚、鶏

合成抗菌剤については2001 年の販売量（一般社団法人日本科学飼料協会）

（農林水産省食品安全局の資料より）

は使用しないようにするべく指導されています。けれども、それでまったく問題がないのか、心配は残ります。

抗生物質のなかには、発育を促進するために使われているものもあります。これも残留しないように指導されていますが、EU（欧州連合）では危険だとして、使用そのものが禁止されています。ましてや、安全性に不安のある国からの輸入肉ともなれば、いったいどれほどの薬が使用されているのか想像するのも怖いほどです。

現代の日本人が肉を食べようとすると、高いお金を払って自然な条件のもとで飼育された肉を買わないかぎり、こうした病気のある肉や抗生物質が使われた肉を食べなければならないのが現実なのです。

食品添加物の塊は主食になるか？

それでも、肉の原型が見える形で――つまり、ステーキや焼き肉で食べるならまだましです。あわただしい朝食に肉を食べようとすれば、どうなるでしょうか。

現実的にはハムやソーセージに頼ることになるでしょう。夕食でも、手間がかからず値段も安いということで、スーパーで買った肉団子やハンバーグといった食肉加工品を使う家庭は多いと思います。

それら食肉加工品は、自然食品店など特別な流通で販売されているものを除けば、食肉というよりも「食品添加物の塊《かたまり》」と呼ぶべきものです。食肉加工品を食べるということは、抗生物質を使って育てた肉に、食品添加物をどっさり加えたものを食べているようなものです。

「でも、それは、肉や食肉加工品だけの話ではないだろう。養殖魚の多くにも抗生物質が使われているし、練《ね》り製品には大量の食品添加物が使われている。ちくわだって、かまぼこだって、薬漬けじゃないか」

■食肉加工品は「食品添加物」の塊

(例)

フランクフルトソーセージ
豚肉、鶏肉、豚脂肪、糖類(水あめ、ぶどう糖、砂糖)、結着材料(植物性たん白)、でん粉、卵たん白、食塩、脱脂粉乳、香辛料、調味料(アミノ酸等)、酸化防止剤(ビタミンC)、保存料(ソルビン酸)、リン酸塩(Na)、コチニール色素、pH 調整剤、発色剤(亜硝酸 Na)(原材料の一部に小麦、大豆を含む)

そう反論する人もいるでしょう。たしかにそのとおりです。私たちは自給自足で生活するか、高いお金を払って高級食材を買うのでないかぎり、抗生物質や食品添加物の問題から逃れることができません。それでは、いったいどうすればよいかといえば、そうした限界を認識しながら、「なるべく害を減らす」ことが最善の方法です。

ですから、ごはんのおかずにかまぼこやハムを食べる、あるいはパンにハムをはさんで食べるというように、主食をとりながら、そうした食品を食べるのならまだいいのです。牛丼やカツ丼だって、具の下にはしっかりごはんがあります。

ところが、糖質制限食を提唱する人たちは、肉を主食のように食べていいと言っています。そのほうが健康的でダイエットになると言うのですが、肉そのものを見るだけでも、現実的には問題だらけだということがおわかりでしょう。

健康になるどころかきわめて有害と言うしかありません。肉やハムを好きで食べるならわかりますが、それを主食にするべきだなどとすすめるのは、とんでもない話です。

どうしても、抗生物質を使わず添加物もない肉を食べようと思うのなら、狩猟採集時代のように自分で獲物をしとめてくるしかありません。

食べ放題の肉は穀物でできている

先日、ある糖質制限食関連の本を読んでいたら、驚くべきことが書いてありました。

糖質を目《め》の敵《かたき》にしているのは今に始まったことではありませんが、その本ではさらにエスカレートして、「農耕を始めたことが人類の大きな誤り」「農業は不自然な行為」とまで書いているではありませんか。糖質をやめて肉食をすすめているのですから、必然的にそうした結論になるのでしょうが、そこには大きな矛盾《むじゅん》があります。

そう主張している人たちに私は聞きたい。「あなたが食べている肉は、何を餌《えさ》として育てられたのか」と。

現代の私たちが食べている肉は、自然の草や木だけを食べて育った野生動物ではありません。ほとんどが、豚、牛、鶏などの家畜の肉です。そして、私たちがおいしい肉を口にできるのは、穀類を使った濃厚飼料でそれらの家畜を育てているからにほかなりません。とくに日本人が好む、柔《やわ》らかく、とろけるようにおいしい肉は、穀類を使った濃厚飼料なくしてはありえません。

農業の発展によって大量の穀類やイモ類が生産されるようになって初めて、現代の畜産が成り立つのです。言い換えれば、私たちは、肉を通して間接的に穀類、イモ類を大量消費しているのです。

穀類、イモ類を栽培する農業が不自然な行為だと言うのなら、その不自然な農業によって成り立っている畜産は、もっと不自然な存在なのではないでしょうか。

「農耕を始めたことが人類の大きな誤り」と言っておきながら、その一方で、たらふく肉を食べるというのは矛盾極まりません。その肉はどうやって作られているのか、よく考えてほしいものです。

しかも、現代の日本では、トウモロコシ、コウリャン、大豆、大麦、油粕《あぶらかす》など、家畜に与える濃厚飼料の九割を輸入に頼っています。そうした穀類、豆類は、第三世界の人たちの主食になるものであり、それらが不足しているために世界の飢餓の大きな要因になっていることも忘れてはなりません。

■飼料の需給状況

● 飼料自給率

全体 25%

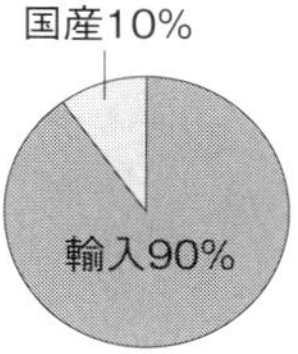

● 飼料需要量（TDN ベース）

25,212 千 TDN トン

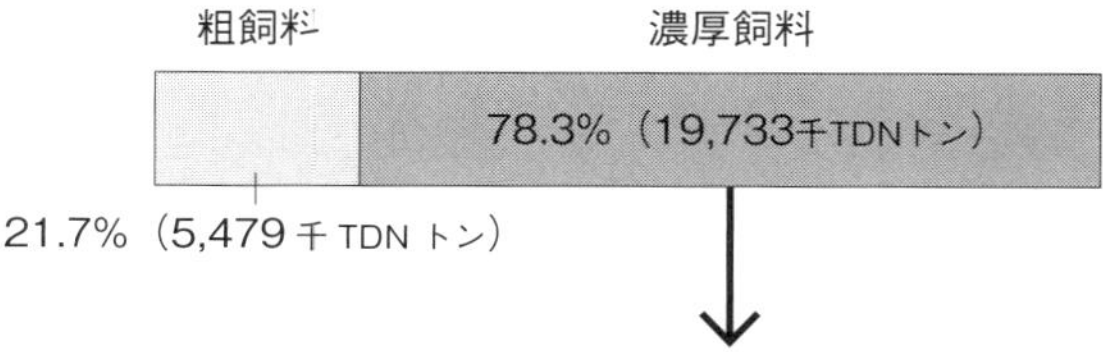

● 畜種別の飼料需要の構成（TDN ベース）

〈肉用牛〉

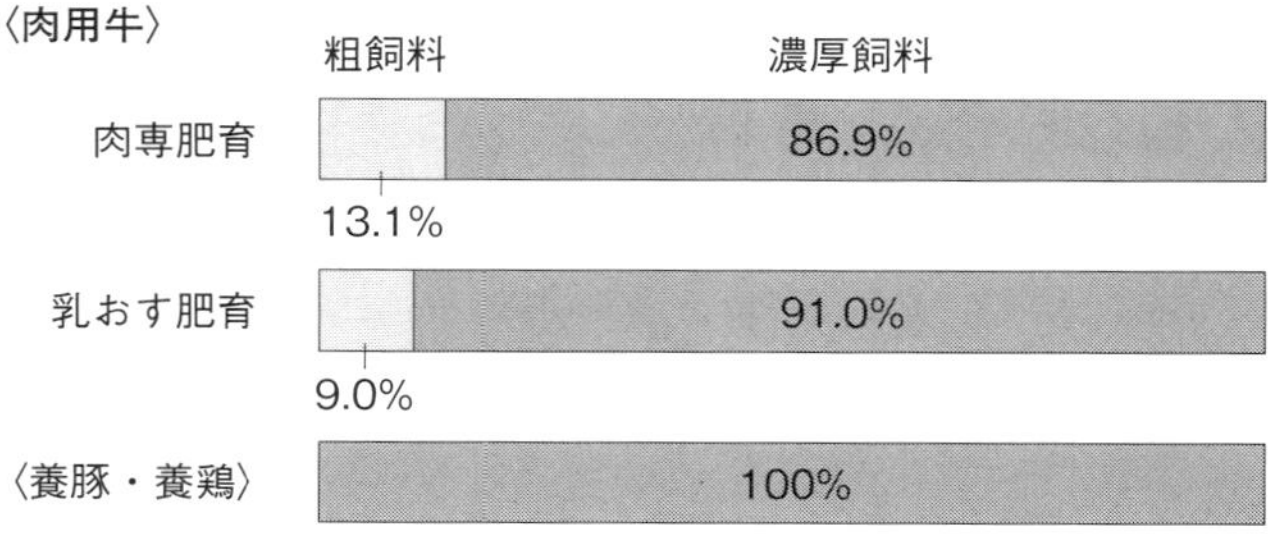

粗飼料：乾草、サイレージ、稲わら等
濃厚飼料：とうもろこし、大豆油かす、こうりゃん、大麦等

（農林水産省 2008 年資料より抜粋）

飲み放題の酒も穀物でできている

糖質制限食ダイエットのうたい文句には、「アルコールも飲み放題」というものもあります。糖質さえ制限すれば、肉だけでなく、酒も好きなだけ飲んでいいというのです。

もちろん、糖質の多いビールや日本酒ではなく、焼酎《しょうちゅう》やウイスキーなどの蒸留酒《じょうりゅうしゅ》ならいいという断り書きがついていますが、酒飲みにとっては非常に魅力的な話でしょう。

しかし、これもまた家畜と同じ矛盾があります。いくら飲んでもいいというアルコール類は何で作られているのか、という点です。

ほとんどの酒は、穀類、イモ類、果実から作られています。アルコールを作るためには、デンプンを糖化させてアルコール発酵させる必要があります。ですから、糖質なくしてアルコールはありえません。

好きなだけ飲んでいいというアルコールを、好きなだけ飲むことができるのは、穀類やイモ類、果物を生産する農業があるからにほかなりません。彼らが言う「不自然な」農業が始まって、穀類、イモ類がたくさん生産されるようになって、アルコールが自由に飲めるようになったのです。

狩猟が中心の時代だったら、酒などめったに飲めなかったことでしょう。アルコール類は野菜や肉類で作られているわけではありません。肉を食べ、アルコールを飲むということは、彼らの言う理想的な時代——狩猟採集時代の実像とはまったくかけ離れた食生活をするということです。まあ、別にかけ離れていてもいいのですが、「あまりにもおかしな理屈」であることは指摘しておきたいと思います。

先ほどの濃厚飼料の輸入の話と併せて考えると、糖質制限食の「肉食べ放題、アルコール飲み放題」という主張は、少々身勝手な理屈だと私には感じられます。結局のところ、「酒飲みの道楽健康法」ではありませんか。個人が何をやろうと自由ですが、それが健康のためだなどと言うのはとんでもないことです。

私には、古代ローマの貴族が、食べ過ぎ、飲み過ぎで喉《のど》に羽を突っ込んで吐《は》いて、また食べることをくり返していたという姿とダブって見えてしかたありません。

庶民はトランス脂肪酸まみれに

糖質をとらないで腹が減ると、無意識のうちに自然と油をとりたくなります。

理由は簡単です。糖質を制限したら、エネルギーを維持するためにタンパク質や脂質の多い食べものをとらなくてはならなくなるからです。

金持ちは高級ステーキでも焼き肉でもマグロの大トロでも、たらふく食べればいいかもしれません。でも、そうでない一般の人はどうすればよいでしょうか。そんな高級品ばかりは食べられません。

経済性を考えると、現実的には、精製された食用油を大量にとることでエネルギーの埋め合わせをすることになるでしょう。あらゆる食事に油が入ってくるわけです。

炒めものに使う油ばかりではありません。金持ちだったらマグロの大トロを山ほど食べてもいいのでしょうが、そうでなければ安いネギトロを食べることになります。すると、安い赤身のマグロに植物油が入ったものである可能性が高くなります。

そのようにして精製脂質を継続してとっていくことは、大いに疑問です。

ひとつは、すでに第二章で説明したように、簡単に脂質過剰になってしまうという問題。そしてもうひとつ、トランス脂肪酸の問題があります。これも無視できません。

トランス脂肪酸とは、マーガリンやショートニングなどの硬化油（液体の油を固形化したもの）や植物油の高温処理などの過程で生じるものです。「マーガリンやショートニングなんて食べていない」と思った人もいるかもしれませんが、じつは菓子パン、ケーキ、ドーナツ、シュークリームなどに幅広く使われているのです。
トランス脂肪酸は、一定量以上を摂取すると心臓疾患《しっかん》のリスクを高めるとして、世界各国で規制が進んでいます。日本でもかねてより問題になっており、内閣府の食品安全委員会が日本の現状を調査したうえで、「通常の食生活レベルでは影響は大きくないと考えられる」と発表しています。

一方で、トランス脂肪酸は少量でも摂取してはいけない、と主張する人たちもいます。どちらが正しいかは別として、食品安全委員会の発表でも、あくまでも「通常の食生活での量」という範囲での議論です。しかし、これまで述べてきたように、「糖質制限食」を本気で実践したら、精製脂質を大量に摂取するようになって「通常の範囲」を超える可能性がきわめて高くなります。

ここにも、糖質制限食の問題点があると言ってよいでしょう。

糖質制限食を提唱する人たちは、ある意味で狩猟採集時代の食生活が理想だと言っているのですが、縄文人が生きた時代には精製した油脂類などなかったことは言うまでもありません。狩猟採集時代の脂質は、肉類や魚介類、種実類など自然由来のものだけです。

現代で糖質制限食を実行しようとしても、結果的に、理想とする狩猟採集時代の食生活とは似ても似つかない食生活になるだけです。

第四章　糖質制限食ダイエットはメタボおやじの道楽

ダイエットは必ずリバウンドする

「三週間でやせられる」——これが、糖質制限食ダイエットのうたい文句です。本や雑誌によって期間に多少の違いはありますが、「いかに短い期間でやせられるか」を強調している点はいずれも共通しています。

しかし、このうたい文句には〝まやかし〟があります。「短い期間でやせられる」のではありません。「短い期間ならやせられる」というのが事実なのです。「三週間ならやせられる」——これが、糖質制限食にかぎらず、どのダイエットにも共通する真実でしょう。

現に、さまざまな本や雑誌のダイエット成功例を見ても、そこに書かれているのは、一週間からせいぜい二ヵ月といった短い期間のものばかり。たしかに、「半年で三キロやせた」という地味なダイエットでは、読者の目を引くことができないという面もありますが、それ以上に、ダイエットが共通して抱える〝本質的な問題〟があるのです。

それは、ダイエットが長期間続けられないということ。そして、ダイエットをやめたとたんにリバウンドする、つまり元の体重、あるいは元の体重以上に戻ってしまうことです。

どんなダイエットでも、短い期間ならやせることができます。たとえば、コンニャクや寒天を主食にすれば、二週間もしないうちにやせるでしょう。ただ、誰でも想像できるように、そんな食事は長続きしません。

もし、本当にやせたければ、最善の方法は間違いなく「断食」です。断食をすれば、一週間で二〜三キロやせることができるでしょう。しかし、それは継続することができません。いや、継続したら命が危《あや》うくなってしまいます。

私は、勉強をかねて何度か断食をしたことがあります。また、伊豆半島にある伊豆健康センター（現・アイウェルネス伊豆高原）という断食ができる施設で働いたこともあります。そこは医師が経営していました。医師が指導する断食ですから、やせるためにやって来る人はほとんどいません。どちらかというと、病気を治すことを目的とする人が中心でした。

数年前には、二〇日間の断食をしたことがあります。仕事をしながら行ったため、支障をきたしてはいけないと、天然のブドウジュースを一日に一缶だけ飲んで続けました。その際には、約一五キロやせました。

そして、断食を終えると、あっという間に元の体重に戻ってしまいました。なぜ、すぐにリバウンドをしてしまったのか。それは、人間の脳に、飢餓《きが》に対する恐れがあるからです。

断食の最中に体験したのは、体から発せられる「許さない！」という叫びでした。摂取カロリーをきわめて少なくしているのですから、「このままでいったら死んでしまう。早くカロリーをとれ」と脳が命令しているわけです。

おもしろいのは、断食中にエビフライが夢に出てきたことです。私は、カキフライは好きですが、エビフライはそれほど好きではありません。ですから、なぜ出てきたのかわかりません。とにかく「高カロリーのものが食べたい！」と、無意識のうちに求めていたのでしょう。

私だけではありません。断食をしている人の多くは、終わったら何を食べたいか話をすると、カレー、牛丼、ステーキ、餃子と、高カロリーの食べものばかり口にするのです。「ホウレンソウのおひたしを食べたい」「ところてんを食べたい」などと言う人は一人もいません。それというのも、「飢餓が迫《せま》っているから、早く高カロリーのものを食べろ」と脳が求めているからに違いありません。

そして、私は断食の終わった翌日、いきなりカレーライスを食べてしまいました。そして、水のような下痢をしました。その後も、体は高カロリーのものばかりを欲して、結局、元の体重に戻ってしまった、というわけです。

これは極端な例ですが、基本的にはどのダイエットにも共通することです。短い期間なら、水を主食にしたり、コンニャクを主食にしたりしてもダイエットになります。そして、三週間ならやせられる。でも、三年間はできないから問題なのです。無理なダイエットは脳が許してくれません。そうして百パーセント、リバウンドするのです。

糖質制限は「カネ」がかかる

もうひとつ、糖質制限が続かない理由は「経済的な問題」です。
私たち日本人がごはんを主食としてきた大きな理由のひとつは、そのコストにあります。ごはんはお茶碗一杯で三〇円程度です。東南アジアのほとんどの国も事情は同じでしょう。欧米の人たちがパンやパスタ、南米の人たちがトウモロコシを中心とした食生活を続けてきたのも、経済的な理由が大きいのです。

さらにもうひとつ、手間の問題があります。穀類やイモ類である程度空腹を満たすことができれば、副食はきわめて簡単なもので済ますことができます。朝食ならば、ごはんと味噌汁さえあれば、漬物と納豆くらいで済ませることができます。

時間がなかったら、塩むすびでもいいですし、味噌汁をかけた〝猫マンマ〟でもいい。経済的で手間をかけないで済ませることができるから、ごはんという主食が定着してきたのです。ごはんだけでなく、ざるそばやかけうどんなども同じです。

食事は毎日のことだから、安価で手軽であることが大切なのです。

穀類やイモ類を主食にすることで、多くの人が等しく十分なカロリーを得ることができるようになるのと同時に、手間と時間を節約して、その分を創造的な活動に費やせるようになったわけです。

そのごはんやそばを、うどんをやめたら、どうなるでしょうか。私がパンをすすめることはありませんが、朝食の主食としてパンをやめたらどうでしょう。熱量を肉類、魚介類、豆類などで満たすしかありませんが、経済的にも手間の問題にしても、簡単なことではありません。

たとえば、第一章ではアトキンス・ダイエットの本に掲載された、日本人向けのレシピを紹介しましたが、あんな朝食を毎日続けられるのは、よほどお金のある人か時間のある人にかぎられます。

もしかしたら、朝食はホテルの洋食バイキング、夜は居酒屋に行くという人なら可能かもしれません。いや、現実に年中ホテルや居酒屋に行って、アルコールと十分な肉類、魚介類を食べている人が行っているのでしょう。あくまで、経済的に恵まれた一部の人だけが実行できる食生活です。

私たちのように普通に暮らしている人が脂質で熱量を満たそうとすれば、すでに述べたように、精製脂質を大量にとるしかありません。

「味覚」が教えてくれること

私たちがもっとも好きな食べもの、そしてやめるのが難しい食べものはなんでしょうか。人によっていろいろだと思いますが、私なら、ごはん、寿司、うどん、そばでしょう。ビールも難しいかもしれません。一方で、肉類なら何日も食べなくても我慢できます。

私にかぎらず、日本人にとって糖質は、「やめるのが難しい食品」と言って差し支えありません。酒を飲んで、つまみで腹一杯になったとしても、最後に焼きおにぎりやお茶漬け、寿司、そばなどを食べたくなる人は多いでしょう。

糖質制限食をすすめる人のなかには、「人間は糖質ではなく、脂質を食べるべく遺伝子に書き込まれている」などと言う人もいますが、とうてい信じられません。そもそも、遺伝子のどこに書き込まれているのか、具体的に書かれている本や論文を見たことがありません。

「人類の歴史は狩猟採集《しゅりょうさいしゅう》の時代が長かった、だからそれが遺伝子に書き込まれているのだろう」と想像しているだけなのでしょう。

もし、遺伝子に書き込まれているとしたら、むしろ脂質より糖質だと私は思います。なぜなら、第三章で紹介したカゴメの調査などからもわかるように、子どもは圧倒的に甘いものを好むからです。「これを食べたら健康にいい」「太らない」などというよけいな情報を持っていない子どもは、純真に本能のままに食べ物を欲します。

もっとも、反論もあるでしょう。

「それは、親が甘いものばかり与えたからではないか。一種の砂糖依存症にしたからではないか」

その反論に答えるには、親が甘いものやお菓子を与えていない胎児を見るといいでしょう。ちょっとすごい実験ですが、胎児の味覚を調べた研究があります (De Snoo, 1937: Liley 1972)。

これは、胎児が浸っている羊水に、いろいろな味の液体を入れて反応を見てみるという実験です。すると、甘いブドウ糖を入れたときに、いつもよりたくさんの羊水を飲み込み、苦い物質を入れると、飲む量が減ったのです。味の識別ができるだけではなく、甘い味を好む

■味覚が教えてくれること

甘み	糖（炭水化物）の存在	例：母乳、サツマイモ
塩味	ミネラルの存在	例：食塩、醤油
うまみ	タンパク質の存在	例：魚、卵、肉、出汁
酸味	未熟な果実、腐敗	例：緑色のみかん、酸敗
苦み	有毒物質の存在	例：コーヒー、タバコ

こともわかりました。

それは新生児でも同じです。新生児の舌にいくつかの化学物質を垂《た》らしたときに、どのような表情をするか観察した実験があります。砂糖を垂らしたときにはニコニコと笑って、うれしそうな表情をします。ところが酸《す》っぱい味を垂らすと、口をすぼめてしまい、苦い味の場合は顔をしかめるということがわかっているのです(Rosenstein&Oster 1990 他)。

なぜ子どもは甘い食べ物が好きなのか、それには理由があります。たとえば、果物でいえば、甘いものは熟して食べごろですが、酸っぱい果物や苦い果物は未熟で毒があったり、あるいは腐敗したりしている可能性が高い。酸っぱいものや苦いものを好んだら、生命に危険が及ぶことさえありえます。

ですから、甘いものを好むのは当然のことなのです。だから、本能的に母乳をはじめ、穀類、イモ類、砂糖を使った食品を好むわけです。糖質制限食派の人たちの主張にしたがえば、胎児も新生児も子どもも、全員が「間違った選択」をしているということになりますが、あまりにも無茶な主張だと言わざるをえません。

生まれつき人間は糖質を好みます。とくに、私たち日本人はごはんや寿司、うどん、そば、あるいはパン、パスタが大好きです。それらをやめることは非常に難しい。

糖質制限食ダイエットは、「好きなものを好きなだけ食べて、我慢しなくてもやせられる」と言いますが、実際はそれどころではありません。むしろ日本人にとって、継続することがきわめて難しく、リバウンドの危険性が高いダイエット法と言っても過言ではないのです。

糖質制限食、私もやってみた！

私は、何でも試してみないと気が済まない性格です。

先にも述べましたが、一週間断食は数回やっています。二〇日間の断食もしました。物好きだと思われるかもしれませんが、尿療法を半年実行したこともあります。

ちなみに、尿療法を実施したときにはかなり体重も落ちました。なにしろ一日中、口の周りから尿のにおいがして食欲が落ちてしまったのです。実際は、尿のにおいがしていたわけではないと思います。恐怖心というのでしょうか、嫌悪感《けんおかん》と言うべきでしょうか。嫌々やっていたので、そのような錯覚《さっかく》に陥《おちい》ったのだと思います。しみじみ人間は「脳」で食べる動物だと思ったものです。

というわけで、糖質制限食も実践してみました。

ごはんやパン、イモ類など糖質制限食をすすめる本に書いてあった「糖質を多く含む食品」を除いてみたのです。夕飯などは、蒸留酒《じょうりゅうしゅ》の焼酎《しょうちゅう》にして、糖質の少ない副食で満腹になるようにしました。

ただし、私の食事は家族に準じたものになっています。家族が作って食べたもののなかから、食べたいものを選んで食べました。

当然、家族の食事はごはんを中心とした献立《こんだて》になっています。おおよそ、ごはん七割、おかず三割くらいで胃袋を満たしているでしょうか。その七割分のごはんを食べないのですから、おかずが少なくてなかなか満足できません。そのため、自分用に別途、刺身や豆腐、厚揚《あ》げなどを大量に購入してきました。

ところが、いつの間にかそれらを家族が食べてしまいます。そこで、私は購入した食品に名前を書くようにしました。子どもが食べられたくないお菓子に名前を書くのと同じです。

家族からは「何をやっているのだろう」と不審がられてしまいました。

結局、半月くらい続けたでしょうか。だんだんと買い物が面倒になってきてしまいました。家族の食事には、イモ類や甘く煮た料理が多いときもあります。そうなると、自分には食べられるものがほとんどない日も出てきてしまいます。気がつくと、明らかにアルコールの量が増えていました。

そんなある日、どうしても満足できないため、一口だけごはんを食べてみたのです。それがいけませんでした。一口が二口になり、それまで食べていた分をはるかに超える量まで食べてしまいました。その後も挑戦しましたが、同じことのくり返しになってしまいました。副食で満腹になっているにもかかわらず大量のごはんを食べるようになってしまったのですから、いつの間にか体重も増えてしまいました。

糖質制限食をすすめる人たちから見れば、「やり方が悪い」「意志が弱い」「情けない」などの批判があるかもしれません。わずか半月程度でこのざまですから、それも仕方ないかもしれません。私一人の体験をもって、リバウンドしやすいと強弁《きょうべん》する気もありません。

あとで振り返ると、失敗の原因として考えられることがいくつかあります。

ひとつは、アルコールの問題があるように思います。私はビールが好きです。ビールはジヨッキで飲むものなので満腹感があります。もともと大酒飲みではありませんから、焼酎にするとそれほど飲めません。そのため、アルコールによる満腹感が少なくなっていたのではないか。

もうひとつ大きいのは、私が肉を好きでないことです。肉好きだったら、料理も簡単だったろうと思います。肉をゆでて酢醤油で食べる。塩、コショウで炒《いた》めるなど、簡単な食べ方があったと思います。まして、ハム、ソーセージ、ベーコンなどの食肉加工品が好きではありません。これらが食べられたら、ずいぶん違っていたと思います。

糖質制限食をすすめる本に、「アルコールも肉も我慢する必要はありません」といううたい文句が多いのも、話が逆なのだとわかりました。本当は、「アルコールや肉が大好きな人なら続けられる可能性が高い」という意味だろうと思います。

そして最大の理由は、私が「ごはんが大好き」なことにあると思います。

糖質制限は、私にはとてもできないと思いました。

私の根性なしを弁解する気はありません。疑問を持ちながらやったことも失敗の大きな要因かもしれません。あまりにも恥ずかしいので、人に話さないようにしていましたが、あるとき知人の一人に話したところ、「私も、ごはんを大量に食べるようになってしまい、困っています」と言われました。「隠れ根性なし」がかなりいるのだろうと思いました。
この方法を実行できるのは、よほどお金がある人か、時間のある人にかぎられるでしょう。

糖質制限食の本を見ると、外食や居酒屋に行っても実践することは難しくない、と書かれているものが目に付きます。これも逆だとわかりました。むしろ、毎日のようにホテルや居酒屋に行って、アルコール、肉、魚など美食のかぎりを尽くせる経済条件の人だからできるのだろうということです。一般家庭で、ごはんやパン、麺類を食べずに副食だけで満足することは、経済的にも、手間の問題を考えても非常に難しいでしょう。

これまでのダイエット法と違い、糖質制限食の本は圧倒的に男性医師の手によるものが多いのもわかる気がしました。美食家、大酒飲みの「反省食」として減量に成功している人たちなのでしょう。

糖質制限の正体は「夜食制限」

さらに糖質制限が難しいのは、じつは女性です。
女性とひとくくりにしてしまうと怒られるかもしれませんが、女性は総じて甘いものが大好きです。最近は男性でもケーキやお菓子、果物が好きな人が増えてきましたが、やはり女性のほうが「スイーツ好き」と言ってよいでしょう。

スイーツのほとんどは、小麦粉やイモ類などを主原料にして、砂糖や油脂類や生クリームなどを加えて作った「ダブル糖質プラス精製脂質」の食品です。当然のことながら、糖質制限にひっかかります。

そこで、甘いもの好きの女性が糖質制限をして、スイーツも全部やめてしまったらどうなるでしょうか。甘いものが欲しくなって苦しくなってしまうことは目に見えています。

事実、私のブログに、何人もの女性が糖質制限食ダイエットの体験を書き込んでいますが、書いていることはみな共通しています。それは、糖質制限を実践したらとにかく甘いものが無性に食べたくなった、ということです。

それは当たり前です。好きなものを無理に抑えているのですから、食べたくなってくるのは自然の流れです。

そんなふうに甘いもののことを朝から晩まで考えているので、ダイエットをやめてしまったとたんに、以前よりも大量に食べてしまいます。それがリバウンドのひとつの原因になってしまうのです。

女性に糖質制限が難しいことは、これまでさまざまなダイエットが登場していながら、「スイーツ制限ダイエット」だけはないことからもわかります。

大量の精製糖質と精製脂質を使った、洋菓子を中心としたスイーツを制限すれば、ダイエットになることは間違いありませんが、それを提唱する人はいません。「何を食べてもいいけれども、スイーツはダメ」と言ってしまっては、女性には受け入れられないからです。詳しい理由はこの後で述べますが、それほど女性とスイーツは〝切っても切れない関係〟にあるのです。

そうしたことを念頭に置きながら、糖質制限食ダイエットに関する書物や雑誌の記事などを見ていくと、これまでのダイエットとはやや異なる雰囲気を感じとることができます。

先にも指摘したように、提唱者の多くが男性の医師や栄養士なのです。また、成功体験の記事やブログなどを見ても、男性が語っているケースが非常に多いのです。

従来、ダイエット法にのめり込むのは女性が中心と相場が決まっていました。しかし、糖質制限食ダイエットはそうではありません。

でも、それはそうでしょう。

「ステーキもOK、焼き肉も我慢する必要はありません。アルコールだって、蒸留酒なら飲み放題です」と言われて喜ぶ女性が、いったいどれだけいるでしょうか。真っ先に喜ぶのは、大酒飲みで脂《あぶら》っこいものが大好きな「おやじ」たちでしょう。

そう、糖質制限食ダイエットは、中年の男性向けの「おやじダイエット」としてなら、ある程度の効果が見込める、というものだったのです。

事実、中年男性向けに書かれた糖質制限食ダイエットの本を読んでみれば、「夜遅くまで酒も肉もたっぷり食べたけれど、締《し》めのごはんを減らすことでやせた」といった体験談が多く書かれています。でもそれは、ダイエットでも何でもなく、〝当たり前〟のこと。アルコールとつまみをたらふくとって、そのうえに深夜にごはんを食べれば誰だって太ります。ラーメンだったらもっと太るでしょう。

それでやせたのは、糖質制限の効果ではなく、「夜食制限」の効果にほかなりません。

デメリットは精神面への弊害か

最近になって、糖質制限食のデメリットを語る人が増えてきました。第一章で紹介したダイエット流行のパターンどおりです。これまで沈黙してきた失敗者が、徐々に声を上げ始めたのです。

なかでも気になるのは、精神面への弊害を指摘する人が多いことです。糖質制限を続けているうちにイライラするようになった、仕事が手につかなくなった、という声をよく耳にします。さらには、精神の安定を欠いて友人や家族関係がぎくしゃくしてしまったという人までいます。うつ病をはじめとして、もともと精神的に患《わずら》っていた人が、糖質制限で悪化したという話も聞きました。

興味深いのは、こうした症状を見せるのは圧倒的に女性が多いという点です。

それはなぜでしょうか。

その大きな理由として、砂糖を断つことへのストレスがあると考えられます。ごはんやパンを含めた糖質を断つのは日本人にとって困難なことだと書きましたが、とくに砂糖は、非常に困難です。

なにしろ、かつて砂糖は精神安定剤として利用されてきた歴史があるほどなのです。砂糖をとると、中枢《ちゅうすう》神経から快楽や喜びを感じさせる物質が分泌《ぶんぴつ》され、ストレスが軽減されるのです。

アルコール、ニコチン、カフェインと似たような存在と言っていいでしょう。ですから、砂糖をずっととっていると、そうした物質と同様に「依存」する可能性があります。

実際のところ、現代の日本のかなりの女性は、砂糖依存症になっていると言っても過言ではありません。街を歩いて目にするスイーツの店の多さ、どんどん広がるコンビニのスイーツ売り場面積、女性誌のスイーツ特集を見れば、それはおわかりになるでしょう。

アルコールやタバコの好きな男性には理解できないかもしれませんが、アルコールもタバコもたしなまない女性にとって、スイーツの店は居酒屋のようなものなのです。会社や人間関係のストレスがたまると、おやじは居酒屋に直行します。一方ＯＬは、スイーツを食べて解消するわけです。

アルコールもタバコもやらず、さらにはコーヒーも飲まない女性が、糖質制限のためにスイーツをやめたらどうなるでしょうか。短期間なら可能かもしれませんが、八割から九割の女性は二週間も続かないでしょう。いや、数日でも難しいかもしれません。無理やり続けたら、精神面に弊害が出てきても不思議ではありません。

しかし、アルコールやタバコをやる男性には、そこが理解できません。糖質制限食の提唱者に男性が多いことや、あるいは体験談に男性が目に付くのはここに理由があります。

そして、医師たちは、女性の患者さんの食事を実際にはほとんど見ていません。もっとも、これは仕方のない面もあります、「日当」の高い医師が、時間のかかる食事指導などする時間はほとんどとれないのです。現在の医療制度の問題でもあります。

女性の成功体験者が少ない理由

私は、精製糖質である砂糖の悪口をさんざん書いてきましたが、だからといって「まったくとるな」と言うつもりはありません。世の中の大人は、アルコール、タバコ、カフェイン、砂糖のようなもので精神の安定を保っている面があるからです。それを無理やり制限してしまっては、弊害のほうが大きくなってしまいます。

ただし、これは大人の話であって、子どもにはできるかぎり教えたくないと考えています。教えるとしても、できるかぎり遅くしたいと思います。

私は、およそ三〇年にわたって、病院や診療所などの医療機関で患者さんの食事相談をしてきて、少なくとも数千人の患者さんの食事を見ています。その結果、気づいたのは、アルコールもタバコもスイーツもない患者さんは、せいぜい三〇〇人に一人くらいしかいないということです。さらに、お茶やコーヒーなどのカフェインもないという人にいたっては、ほとんどゼロと言っていいほどです。

それほど多くの人が、アルコールやタバコ、スイーツ、あるいはカフェインなどを精神安定剤にしているのです。もちろん好ましいことではなく、やめられればやめるに越したことはありませんが、それが現実なのです。

私自身も、アルコールをたしなんでいます。それを無理やり制限してしまうと、前にも書いたとおり、リバウンドが必ず起こります。

アルコール依存症の人のほとんどは、何年アルコールをやめていたとしても、一杯飲んだだけでとまらなくなってしまうと言います。なかには、奈良漬けを食べただけで元に戻ってしまった人がいるという話を聞いたことがあります。

スイーツの依存症をそれと同列に扱う気はありませんが、実質的にはほとんど同じです。糖質制限食ダイエットを断念して一度食べてしまったら、際限なく食べるようになってしまう可能性があります。ましてや、ごはんやパン、パスタ、ピザなどをやめたうえに、スイーツまでやめた女性のほとんどは、体重が戻るだけではなく、すでにその時点で精神的にも参っている可能性が高いと言えます。身も心もぼろぼろになってしまう人もいるでしょう。

糖質制限食に、女性の成功体験者が少ないのはそのためです。

おそらく、糖質制限が続く女性、あるいはリバウンドしない女性というのは、アルコールが大好きな人だけでしょう。タバコもやらずアルコールも進んで飲むわけではない全体の約八割にあたる女性は、間違いなくリバウンドをして後悔するはずです。

主食制限で精製糖質過剰になる!?

生理痛がひどく、会社を休むこともあるという患者さんがいました。その女性の食生活は非常に特徴的でした。

朝食はクッキーとコーヒーだけ。昼食はアイスクリームかプリンと紅茶。間食はチョコレート。夕食はクッキー、サラダとチーズ、スープ、まれにそこに焼き鳥がつくことがある。ほぼ毎日、このような食生活だというのです。糖質制限食をすすめる医師だったら、体調不良の原因は「糖質過剰」だと指摘するでしょう。

私も、糖質過剰なのか脂質過剰なのかは別にして、体調が悪くなるのは当然だと思いました。どうしてこんな食生活をするようになったのか聞いてみると、数年前に糖質制限食ダイエットの本を購入してからだ、と言うのです。

最初の数ヵ月は、体重も落ちてきて非常に喜んでいたそうです。ところがその女性は、アルコールもタバコもやりません。だんだんと甘いものが欲しくなり、我慢できずに食べるようになっていきました。

しかし、体重は増やしたくない。そのため、同じ糖質でも「デンプン」だけは摂らないように注意します。ごはんやパン、そば、うどん、パスタなどは食べないことは継続しています。クッキーは、糖質をほとんど含まない大豆で作られたものを購入。甘いお菓子も、「デンプン」を含む和菓子やケーキなどはやめて、アイスクリーム、プリン、チョコレートなどを食べるようにしました。そのため、体重が増えることはなかったと言います。

ただし、徐々に便秘になり、気がつけば疲労感も強くなってきていました。二年くらいたったころには、ついに生理は不順、生理痛もひどくなって、会社を休むようになってしまいました。

これは、糖質制限食が問題ではありません。

実際には、この女性は糖質をとっていました。甘い菓子類で大量の精製糖質を。彼女のしたことは、穀類、イモ類などの複合糖質をとらずに精製糖質だけをとる、中途半端《ちゅうとはんぱ》な糖質制限だったのです。

彼女にとって、もっともやめにくい精製糖質による快楽を得ながら行ったため、こんな食生活を継続することができたのでしょう。だがそれゆえに、体調が悪くなるまで続けてしまった、と見ることもできます。

まさに、男性で糖質制限食が継続できる人には、圧倒的にアルコールが好きな人が多いのと同じ話です。アルコールによる快楽があるから、糖質制限も我慢できる可能性がありま す。同じように、女性はスイーツの快楽があるから、主食の糖質制限を我慢することができる。

これから、彼女のような例が激増することが予想されます。糖質制限食だったはずが、いつの間にか「複合糖質」だけを制限して、「精製糖質」が過剰になってしまうパターンです。まさに、糖質制限食を推進する人たちから見ても最悪の食事になってしまいます。アルコールやタバコをやらない人の糖質制限食が、このパターンにはまってしまう可能性はきわめて高くなるでしょう。

糖質制限で婦人科系疾患リスク増

女性にとって糖質制限食が危険な理由は、もうひとつあります。それは、婦人科系疾患《しっかん》の増加です。

糖質を制限することで、脂質過剰――とくに精製脂質過剰になりがちになることは何度も指摘してきたとおりです。精製脂質のとり過ぎが肥満や生活習慣病をもたらすことも、すで

■乳がん罹患率の国際比較

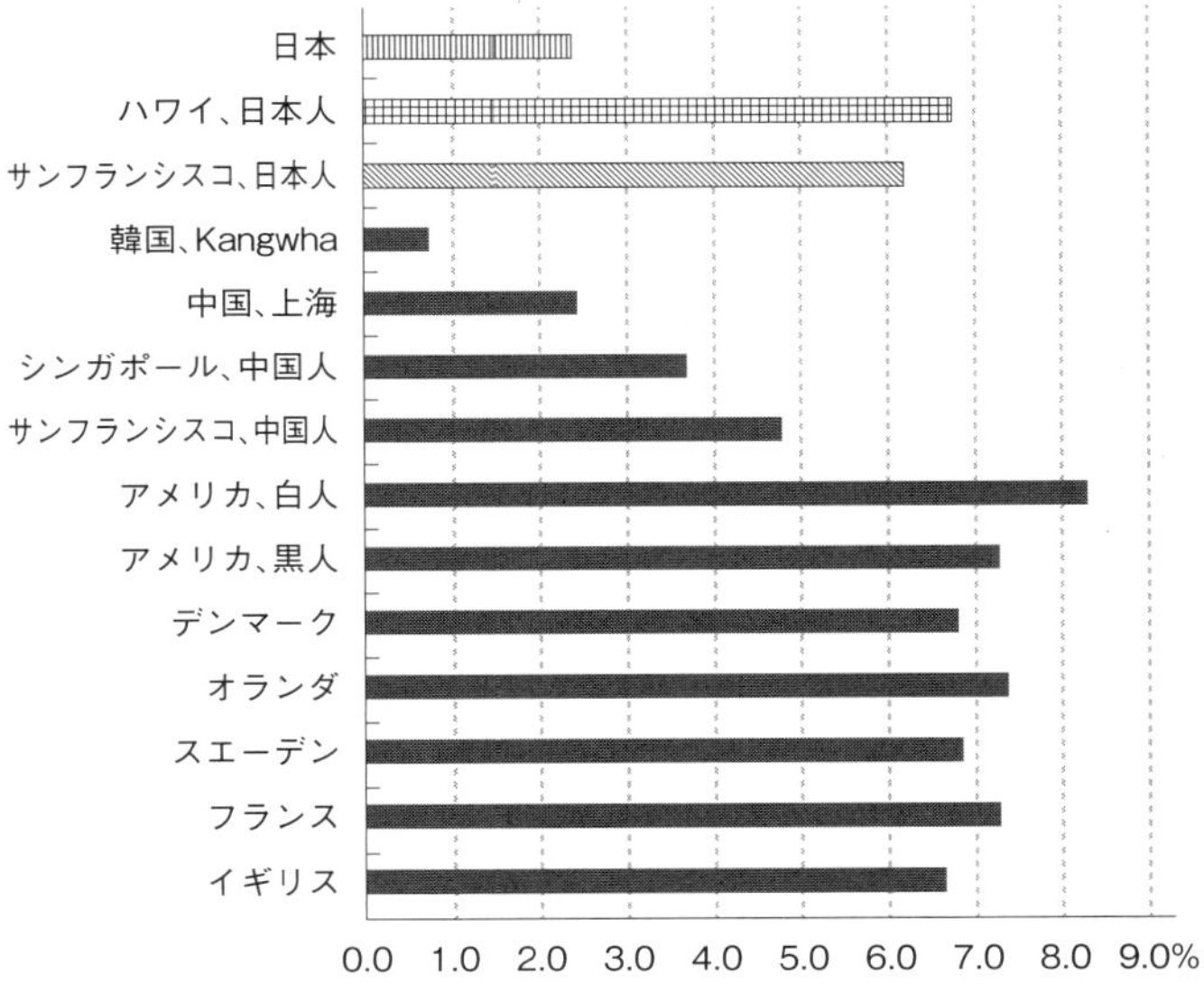

（国立がん研究センターがん予防・検診研究センターの調査より）

に多くの人が指摘していることです。しかし、私がもっとも心配しているのは、乳がん、卵巣《らんそう》がん、子宮筋腫《しきゅうきんしゅ》、子宮内膜症《ないまくしょう》などの婦人科系疾患の増加です。

近年、婦人科系疾患が増加した大きな原因について、世界中の婦人科系の医師のほとんどが「脂質過剰である」という点で一致しています。脂質を多くとることで、婦人科系疾患のリスクが増大するというのです。

現に、同じ日本人でも、国

内で生活している女性にくらべ、アメリカに移住して脂質過剰の食事をしている女性のほうが、乳がんにかかる割合がはっきりと増大します。中国人がアメリカに住んだ場合についても、同じようなデータが出ています。

つまり、乳がんや子宮筋腫などの婦人科系疾患は、「どこで生まれたか」ではなく、「どこで暮らし、何を食べているか」という点が重要なのです。

では、なぜ脂質過剰が婦人科系疾患の原因になるのでしょうか。それは脂質のとり過ぎが女性ホルモンの過剰分泌に繋《つな》がるからです。

順を追って説明していきましょう。

改めて言うまでもなく、女性が女性らしくあるのは、女性ホルモンが分泌されているからです。思春期になると、女性ホルモンの一種であるエストロゲンの分泌が盛んになってきて初潮が起き、妊娠可能な体になります。

そして更年期になると、女性ホルモンの分泌が少なくなります。肌のうるおいがなくなるなど、さまざまな老化現象の表れとともに閉経を迎えます。

「女性ホルモンが少なくなることが女性の老化に繋がるならば、女性ホルモンを外から補《おぎな》うことで永遠の若さが保てるのではないか」

かつてアメリカにそう考えた人がいました。そこで、「ホルモン補充療法」という方法が一時盛んになり、関連本はベストセラーになりました。

ところが、その結果起きたのは、乳がんや子宮がんの激増でした。ホルモン補充療法が原因であるとして、すぐに中止に追い込まれました。

現在では、骨粗鬆症《こつそしょうしょう》の進行防止などを目的として、婦人科でホルモン補充療法は続いていますが、これはあくまでも治療目的です。婦人科系疾患になるリスクと骨粗鬆症のリスクを考えて、治療法を選択しているわけです。少なくとも、健康な女性に対してホルモン補充療法を行うことは、婦人科系疾患になるリスクを高めるだけの危険な行為であることはたしかです。

もちろん、女性ホルモンが適切な量だけ分泌されていれば問題はありません。若さや美しさを保つもとになるからです。しかし、この例からもわかるように、女性ホルモンが過剰になれば、子宮や卵巣など女性特有の器官に負担がかかり、それが原因で乳がん、卵巣がん、子宮筋腫、子宮内膜症などの病気を引き起こしてしまうのです。

女性はエストロゲン過剰に注意

女性ホルモン（エストロゲン）の材料はコレステロールです。体のなかに蓄積されたコレステロールを材料として体内で合成されます。ですから、血中のコレステロール濃度が高くなると、女性ホルモンが過剰になりやすくなるのです。

コレステロールは、細胞膜の成分になるなど、人体にとって欠かせない重要な物質です。ただし、過剰に蓄積されると、生活習慣病の原因になるということはすでに広く知られています。それに加えて、女性ホルモンの過剰分泌をもたらし、婦人科系疾患の原因となることがわかってきたのです。

では、コレステロールはどのようにして作られるのでしょうか。

私たちの体にあるコレステロールのうち、八割は体内（肝臓）で合成され、二割が食べ物から吸収されたものです。

そして、肝臓でコレステロールを合成する原料となるのが、脂質、糖質、タンパク質という三大栄養素です。ですから、簡単に言えば、どんな食品でも食べ過ぎればコレステロールは増えてしまうのです。

一方、食べ物に含まれるコレステロールが体内に入ると、肝臓での合成が抑えられて、全体量を調整します。健康な体ならば、そうしたバランス機能があるために、ちょっとくらいコレステロールの多い食品を食べても過剰になることはありません。

ただし、糖質制限食を続けていくと、このバランス機能を超えてコレステロールが過剰になる恐れがあります。なぜなら、動物性脂質や精製脂質はコレステロールを多く含むからです。

だから、肉を主食のように食べたり、食用油を大量に使ったりすれば、コレステロールの過剰、そして女性ホルモンの過剰になる恐れは十分にあると言えます。

現に、乳がんや子宮がんなどについては、コレステロール摂取量と関係があることが報告されていますし、日本人の婦人科系疾患の増加も、いわゆる「食の欧米化」と関連があるということで研究者の意見は一致しています。

もし、糖尿病を患《わずら》っている女性が、血糖値をコントロールするために糖質制限食を試してみるというのならわかります。まだなっていない婦人科系疾患のリスクを恐れるよりも、現在悩んでいる糖尿病を治すほうが先決だからです。

しかし、健康な女性がダイエットのために、糖質制限食を一般食とするのは非常に危険です。行き過ぎれば、必ず婦人科系疾患に繋がります。近年、日本における乳がん患者が非常な勢いで若い女性にも増えているということ、そして命に直接かかわる病気であるということを知っておいてほしいのです。

糖質制限食は、もともと肥満や糖尿病の対策として登場してきました。そのため、主に内科医や外科医によって議論されています。しかし、これまで述べてきたことからもわかるように、これから先、その弊害が婦人科系疾患に多く現れる可能性が高くなるでしょう。今後、婦人科系の医師が、糖質制限食ダイエットの限界や危険性を指摘するようになってくるのではないかと予想しています。

子どもで「人体実験」をするな！

もちろん、大人が自分の判断で糖質制限食ダイエットをするのは自由です。その結果、リバウンドしたり健康を害したりしても、それは自己責任です。気の毒ですが、やむをえないでしょう。

しかし、子どもはそうはいきません。判断力もなく、周囲から言われるままに糖質制限をした結果、初潮前の女の子や育ち盛りの男の子が、取り返しのつかない事態に陥《おちい》ってしまったら、いったい誰が責任をとるのでしょうか。

なかでも危険だと思うのが、幼児に食事を与える母親が実践する場合です。ごはんもパンもイモ類も与えずに、何を食べさせるのでしょうか。毎食、肉ばかりを食べさせるのか、それとも食用油だらけの料理を食べさせるのでしょうか。

子どもはもともと糖質が好きなのに、肉ばかり食べさせられ、親はごはんやパンを一切使わない献立を作るのにへとへとになり、楽しいはずの食卓が苦痛の毎日になってしまう可能性すらあります。

「そんな極端な人はいないだろう」と言われるかもしれませんが、食事法や健康法には、とことん突き詰めてしまう人が必ずいるのです。長年、栄養指導をしてきた私の経験から、女性にその傾向が強いことはたしかです。

とはいえ、おそらくほとんどの大人は、そこまで徹底した「糖質制限食原理主義」にはならないでしょう。「たまには自分へのごほうびにいいよね」などと言いながら、ごはんや寿司、そばやパスタを食べる、「ほどほど糖質制限食」になることでしょう。

しかし、幼児は食事を選べません。

親がその気になったら、一〇〇パーセント実行できてしまえます。親が「ほどほどの糖質制限食」をしながら、「この子には、しっかり糖質制限をさせてあげよう」などと考え、実行しようとしているようなら、危険このうえありません。

この後でも触れますが、長期的な糖質制限食の安全性は確認されていません。子どもに「人体実験」をしてはいけません。

第五章　「糖質制限食」は病気の人のための特別な食事

糖尿病患者のための食事法

ごく普通の食生活が難しい人がいます。たとえば、人工透析《じんこうとうせき》をしているためにタンパク質を極端に減らさなくてはならない人もいれば、消化器系の手術をしたばかりで食事を四、五回に分けて食べなければならない人、食物《しょくもつ》アレルギーがあって特定の食品が食べられない人もいます。

そうした特殊な食事や食生活というのは、ほとんどの場合、医療機関の指導のもとに実施されています。

糖質制限食も同じように考えるべきだと私は思います。

なぜなら糖質制限食は、すでに書いたように、もともと糖尿病の患者さんのための食事療法として提唱されたものだからです。事実、ブームの当初に刊行された本のタイトルには、必ず「糖質制限で糖尿病はよくなる」「糖尿病患者のための糖質制限食」などというように、「糖尿病」ということばが盛り込まれていました。

ところが、いつのまにかタイトルから「糖尿病」がとれてしまって、代わりに「ダイエット」が入ってきました。もちろん、糖尿病の人のなかにはダイエットの必要がある人もいますから、その延長線上でそういうテーマになったのでしょう。

しかし、いったん「ダイエット」を語ったことで、糖尿病患者でもなく、たいして太ってもいない、ごく普通の人まで巻き込んでしまいました。そしてついには、「万人向けの健康食」をイメージさせるタイトルの本ばかりが増えてしまったのです。

さらに、一部の極端な主張をする人たちは、精製糖質だけではなく、複合糖質の穀類やイモ類さえ食べないことが人間本来の「食性」であり、理想的な食生活だとしています。そこに誤《あやま》りがあり、危険性があります。

さらに私が危険だと感じるのは、内科の医師がすすめている点にあります。これまで流行したダイエットには、素人でもおかしいと感じられるところが多々ありました。ところが、今回は今までのブームとくらべて、科学的な装《よそお》いをまとっているために、よけいに怖いのです。

従来よく使われてきた「炭水化物」という用語ではなく、「糖質」というやや科学的なイメージを持った用語を使っていることも、一般の人に対する説得力を強めたと考えられます。

巻き起こる医療界からの批判

その一方で、糖質制限食ブームに対して、医師や研究者からの批判も出てくるようになりました。

それまでも専門誌やネットでの批判はありましたが、二〇一二年夏になると、一般紙でも取り上げられるようになっています。

日本糖尿病学会の門脇《かどわき》孝《たかし》理事長（東京大学医学部附属病院院長）は読売新聞の取材に対して次のように述べています。

〈炭水化物を総摂取カロリーの四〇％未満に抑える極端な糖質制限は、脂質やたんぱく質の過剰摂取につながることが多い。短期的にはケトン血症や脱水、長期的には腎症、心筋梗塞《しんきんこうそく》や脳卒中《のうそっちゅう》、発がんなどの危険性を高める恐れがある〉（二〇一二年七月二七日付読売新聞）

糖尿病や合併症の重症度によっては生命の危険さえあり、すすめられないと指摘しているのです。

もうそろそろ、糖質制限食を実践して、三年、五年になるという人も登場するようになるでしょう。

これまで述べてきたように、穀類やイモ類さえとらない厳しい制限食を継続して実践することは至難《しなん》の業《わざ》です。友人や会社、家族との会食などもあるでしょう。ほとんどの人は、たまには「自分へのご褒美《ほうび》」と言いながら、寿司を食べたり、そばやラーメンを食べたりしているはずです。女性のなかにはスイーツにまで手を出す人もいるでしょう。「ほどほどの糖質制限食」と呼ぶべきでしょうか。

そのような人はいいのです。ところが、なかにはまじめに実践する人がいます。穀類やイモ類を一切食べないで五年を過ぎた人も登場してきているはずです。まさに、人体実験を実践してしまった人たちです。これから、そのような人たちが、体調を崩《くず》して診療所や病院を訪ねることになるでしょう。医療者のなかから疑問の声がどんどん出てくることが予想されます。

本格的な批判はこれからでしょう。日本糖尿病学会理事長の警告は、けっして大げさだとは思えません。

カロリー制限食vs.糖質制限食

日本糖尿病学会の見解に対し、糖質制限食を支持する医者や患者さんたちは、激しい批判を加えました。

その背景にあるのが、これまでの糖尿病治療で重視してきた「カロリー制限食」です。これは、患者さんの運動量や薬（血糖降下剤）の処方などに合わせて、摂取カロリーを一二〇〇キロカロリーとか一六〇〇キロカロリーに抑えた食事を指導するものです。

こうした治療食に対して、糖質制限食をすすめる人たち——とくに糖尿病の患者さんやそのご家族が強い反感を持っているのです。その理由として、彼らはカロリー計算の難しさ、そして、その手間や苦労のわりには血糖値を下げる効果が少ないことを指摘しています。

その様子は、ネット書店の「糖質制限食」関連本へのコメントからもうかがえます。そのまま掲載するわけにはいきませんので、概要をまとめるとこんな具合です。

「朝から、ごはんの量をグラム単位で厳密に量《はか》って、苦労してカロリー制限をしても、たいして血糖値は落ちない。ところが、糖質制限食を取り入れたら、肉は食べ放題、アルコールは飲み放題なのに血糖値が下がるという奇跡的な出来事が起きた。こんな素晴らしいことはない。よりによって、それを批判するやつらは許せない」

つまり、糖質制限食自体のいい悪いよりも、恨《うら》みつらみを述べているようなコメントが多いのです。

たしかに、食事のたびに、「これは何カロリー」「こちらは何カロリー」と細かい計算をしなければいけないのは非常に面倒です。それだけの苦労をして効果が薄いのでは、腹が立つのも理解できます。

それだけではありません。なかには糖質制限食を批判する医師に対して、「製薬会社の回し者だ。御用学者だ」と決めつける人さえいます。「カロリー計算では血糖値が下がらないことは織《お》り込み済みなんだろう。結局は、薬を飲ませるためのアリバイ作りだ」というわけです。

さすがにこれは言いがかりだと思います。まったくないかと言われると断言はできませんが、本当にそんなつもりがあるのなら、最初からカロリー計算の指導などという面倒くさいことはしないでしょう。

なぜカロリー計算をするかといえば、なかには効く人もいるからです。そして、それプラス運動、プラス薬というのが、これまでの糖尿病治療の基本でした。

ただし、効かない人にとっては、単なる拷問《ごうもん》のように感じられたとしても無理はありません。そして、そんな状況を見ている変な医者が、「あいつらは既得権を守りたいから、糖質制限に反対するんだ」と、感情論をくり返しているように見えます。

短期的効果と長期的効果は別物

従来のカロリー制限に限界があることは、私も同感です。というのも、従来のカロリー制限の食事療法には大きな欠陥があったからです。それは、摂取カロリーの数字しか考えなかった点にあります。たとえば、真っ白なふわふわのパンも玄米ごはんも、従来のカロリー計算では同じカロリーなら区別がないのです。

しかし、これまで述べてきたように、精製された小麦粉に精製された砂糖がたっぷり入ったパンと、食物繊維や微量栄養素がたっぷりと含まれている玄米とでは、血糖値の上がり方がまったく異なります。ましてや、朝食にパンを食べるとすれば、そこにマーガリンやバター、あるいはジャムを塗《ぬ》り、副食にはハムエッグにドレッシングがたっぷりかかったサラダがあり、飲み物のコーヒーか紅茶には砂糖を入れるかもしれません。

まさに、ダブル糖質に精製脂質が加わることになります。これでは、患者さんの血糖値のコントロールがうまくできないのも当然のことです。

食べるものの「質」を問わずに、「総カロリー」だけで決める従来の指導方法は、疑問だらけと言ってよいでしょう。

では、血糖コントロールは、「カロリー制限」よりも「糖質制限」のほうが適切なのでしょうか。それは、「短期的な効果」と「長期的な効果」に分けて考える必要があると思います。

「短期的な効果」で言うと、糖尿病のレベルや患者さんの性格などによって、ケース・バイ・ケースでしょう。患者さんによっては、厳しい糖質制限食が合う患者さんもいるでしょう。また、食事はあまり気にしないで、ハードな運動で血糖値を下げるほうが無理がない、と感じる患者さんもいるかもしれません。あるいは、食事も運動も一切考えないで、血糖値は「薬」でコントロールするほうがいいという人だっているかもしれません。

食事だけで血糖をコントロールするのであれば、従来の「カロリー制限」の食事療法よりは、「糖質制限食」のほうが有効な人ははるかに多いと思います。

ただし、「長期的な効果」となると話は別です。これまで述べてきたように、糖質制限を長期間続けるのは至難の業です。砂糖や異性化糖《いせいかとう》などの精製糖質だけではなく、穀類やイモ類などの複合糖質を長期的にやめることは困難だと思います。無理に続けてしまうと、リバウンドによる糖尿病の悪化の心配もあります。

食論争は科学的に証明できない

じつは、食事療法が体に与える長期的な影響というのは、証明するのが非常に困難です。先の日本糖尿病学会理事長は、「長期的には腎症、心筋梗塞や脳卒中、発がんなどの危険性を高める恐れがある」と指摘しています。

私も同感ではあります。ただし、それを裏づける決定的なデータはひとつもないと思っています。なぜなら、一〇年、二〇年と糖質制限食を実行した人がほとんどいないからです。だからこそ、糖質制限食の賛成派も反対派も、外国の文献を紹介して議論を戦わせているものの、最終的には結論が出ないのです。

なぜ、決定的なデータがないのか。

こんな例で考えてみるとわかるでしょう。

最近になって、国立がん研究センターの研究グループが「赤肉をたくさん食べる男性に糖尿病が多い」という調査結果を発表しています。私は大いにありうると思いましたが、その一方で、それを証明するのは難しいとも感じました。

というのも、肉をたくさん食べる人は、たいがい油脂《ゆし》類も多くなっている可能性が高いからです。日本人の肉の食べ方を考えると、生姜《しょうが》焼き、ハンバーグ、ステーキ、焼き肉など、圧倒的に油を使う料理が多いのです。

こうなると、肉の食べ過ぎが本当の原因なのか、それとも一〇〇パーセントの精製された油のとり過ぎが隠れた原因なのかがわかりません。肉以外の食事条件がどうなっているのかもわかりません。

こんな話を耳にすることもあると思います。一〇〇歳長寿者は肉を好む人が多い。だから、高齢者は積極的に肉を食べたほうがいい――。一般に、高齢になるほど、「昔にくらべて食べる量が減ってきた」「若いころのようにステーキや焼き肉などは食べられなくなってきた」という声が多くなります。にもかかわらず、一〇〇歳になっても肉を好む長寿者がいるとしたら、肉を食べて元気になったと考えるべきなのでしょうか。

私は、逆だと考えています。仮に一〇〇歳になっても大きなステーキを食べている人がいたとしたら、「ステーキが食べられるほど元気だ」ということを証明しているのではないかと思っています。少なくとも、そういう見方があってもおかしくはないでしょう。

食事に関する論争というのは、すべてこんな具合です。データが提出されたとしても、一面的な見方に偏《かたよ》っている場合が多く、自分たちの都合のいいように解釈しているケースがほとんどなのです。

さらに、ハンバーガーとフライドポテトにコーラという食事が、健康によいか悪いかという問題を考えてみましょう。これは、糖質制限食をすすめる人も、それに批判的な人も、「そんな食事を続けたら健康に悪い」という点で意見が一致するに違いありません。しかし、それが本当に悪い食事だと証明することはできません。証明できるくらいなら、とっくに発売禁止になっているはずです。

食事法や健康法の論争をするときに、「科学的根拠」「エビデンス」ということばを好む人がよくいます。しかし、科学的に証明できるくらいなら苦労はありません。科学的に証明できないから、それぞれ経験をもとにして最善の方法を考えているのです。

第一章でも述べたように、これまでもさまざまな食事健康法やダイエットが誕生して話題になり、いつのまにか忘れ去られるということがくり返されてきました。誕生する際にはたいがい、「科学的に証明された」という枕詞《まくらことば》が付くのが常です。そして、話題にさえならなくなる際にも、それが「科学的」に否定されたことはほとんどありません。

多くの人の実践、いわば人体実験がくり返され、〝痛い目〟を見た人が多くなるといつの間にか耳にしなくなる。その反復なのです。

現在の糖尿病の増加にしても、遺伝や運動不足、ストレスなどさまざまな要素がからんでいます。私は、カタカナ主食という食生活が主要な問題だと考えていますが、それだけですべてを説明できるほど糖尿病の原因は単純なものではありません。

ところが、「科学的根拠」と口にする人は、糖尿病の原因でさえ、脂質や糖質という栄養素だけで論じようとしています。「脂質が多いから糖尿病になる」、あるいは「糖質が多いから糖尿病になる」といった具合です。そして、どちらが正しいのか、論文を出し合って侃々《かんかん》諤々《がくがく》の論争をしているわけです。

しかし、ほとんどの医師は、患者が何を食べているのかなど見ていません。食生活全体を考えることなく、単一の栄養素で結論を出したがるばかりです。

しかし、食生活というのはあまりにも多様であり、さまざまな要因がからんでくるものです。ですから、聖路加国際病院名誉院長の日野原重明《ひのはらしげあき》さんのように、一〇〇歳になってもステーキが大好きだという人もいれば、肉など一切食べたことがないという一〇〇歳の人もいるわけです。

もっとも、日野原さんが「ステーキが好きだ」という話は耳に入ってきますが、実際、どの程度食べているのかという情報は入ってきません。好きだからといって、多量だとは必ずしもかぎりません。私だって、「毛ガニは好きですか?」と聞かれれば、「好きだ」と答えるでしょう。でも、実際は一年に一回食べればいいほうだと思います。

ところが世の中では、日野原さんだけを取り上げて、「長生きするにはステーキを食べるべき」と言う人もいれば、肉を食べていない人を取り上げて、「長生きしたければ肉を食べるな」と主張する人もいます。どちらも、遺伝的な要因やライフスタイル全体を見ないで、「肉」というひとつの食品だけを取り出して語ろうとしています。ましてや、食生活全体を見ようとはしていません。

長期間実行した人はいない

結論として、すでに糖尿病があり、夜型生活で体はほとんど使わず、美食家でアルコールがやめられないような人には、糖質制限食は効果があるかもしれません。

あるいは、超肥満で心臓疾患がある場合など、医師の指示のもとに実施するならばいいかもしれません。

あくまで、特定の条件下にある人が一定期間、〝特殊な〟食生活として実践することに意味があると考えるべきなのです。単にダイエットを目的とするなら、とてもすすめられるものではありません。

そして、何よりも重要なのは、現在ブームとなっている糖質制限食を、二〇年、三〇年と長期間にわたって続けている人はほとんどいない、という点です。実際にやった人がいないのですから、長期的な安全性について保証できる人もいないのです。

糖質制限食をすすめる医師のなかにも、冷静な人は、「長期的な安全性は証明されているわけではない」と断りを入れています。第一章で紹介した「日本ローカーボ食研究会」などでは、三食とも穀類やイモ類をとらないような厳しい糖質制限食に対して、「危険だ」と警告して、「ゆるやかな糖質制限食」をすすめています。

当然、病気でもないのに安易なダイエットとして厳しい糖質制限食をすすめるようなことはしていません。誰が手に取るかわからない書籍で、安易に厳しい糖質制限食によるダイエットをすすめる医療者の無責任さとは雲泥《うんでい》の差があります。

このような冷静な医師のもとでなら、糖質制限食を実施するのに有効なこともあるだろうと思います。

安全が保証されていないということは、言い換えれば、糖質制限食を実行している人は、自分の命をかけて人体実験をしているのと同じです。その覚悟があるならば、糖質制限食を続けてもいいでしょう。そうでなければ、一刻も早く考え直すべきです。

穀類を中心にした日本の食事は、少なくとも一〇〇〇年近く続いてきました。さらに、第三章で説明したように、これまで肉食が中心と思われた縄文《じょうもん》時代でも、糖質中心の食事をしていたことがわかっています。

つまり、穀類やイモ類を主食として、野菜や海藻、魚介類を中心とした「和食」という食事は、一〇〇〇年近い時間を経て、安全性が確認された食事だともいえます。この点に異議を唱《とな》える人はいないでしょう。

安全でバランスのとれた和食を捨てて、安全性が保証されていない糖質制限食を選ぶ理由は私には見つかりません。

「米食低脳論」のデジャヴ

糖質制限食の問題を考えていると、一冊の本のことが思い出されます。それは、昭和三三（一九五八）年、慶応大学医学部教授の林髞《はやしたかし》氏が書いた『頭脳』（光文社新書）という本です。その本の中で林氏は、

〈親たちが白米で子供を育てるということは、その子供の頭脳の働きをできなくさせる結果となり、ひいてはその子供が大人になってから、又その子供を育てるのに、バカなことを繰り返すことになる〉

と述べています。つまり、親が子どもを白米で育てるのはバカなことだと言っているわけで、そこから、米を食べるとバカになるという「米食低脳論」ということばが生まれました。これが独り歩きして、ほかの学者やマスコミも同調して大きな話題になったことがあります。この本は、発売後三年で五〇版になり、大ベストセラーになりました。

当時の朝日新聞の「天声人語」にも、次のように書かれています。

〈胃拡張の腹いっぱいになるまで米ばかり食うので、脚気《かっけ》や高血圧などで短命の者が多い。

津軽地方にはシビガッチャキといって、めし粒を食ったコイや金魚のようにブヨブヨの皮膚病になる奇病さえある。日本では米を〝主食〟というが、今の欧米人は畜産物が主食で穀物が副食物だ。五十年前まではアメリカの農民も穀物の方を多く摂ったが、今では肉、牛乳、卵などの畜産物を主食にするのが世界的な傾向だ。その点で

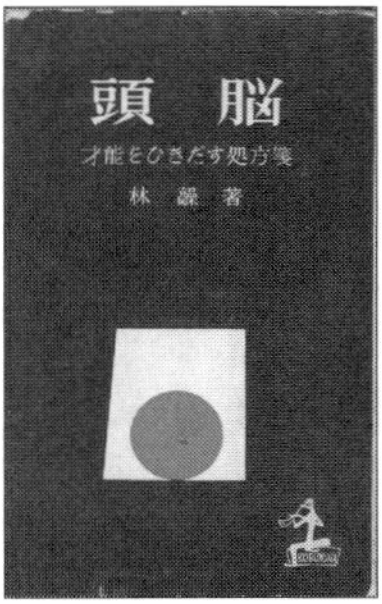

『頭脳』林髞著、光文社、1958年

日本は百年も遅れている〉（昭和三二年九月五日付朝日新聞）

このような記事が新聞だけではなく、雑誌などにも何度も登場しています。ついでに言えば、この本には「味の素をなめると頭が良くなる」とも書かれていました。

初めてこの本のことを耳にする人は、笑い話か、何の冗談かと思うことでしょう。しかし、それは〝今だから言えること〟なのです。

またこの本には、何度も「科学的」ということばが使われています。著者が医学部の教授であるだけでなく、おそらくは当時は少なかった大脳生理学者という肩書も大きかったのでしょう。

國学院大学の樋口清之《ひぐちきよゆき》教授は、著書『こめと日本人』（家の光協会）のなかで、「それ以前の日本人にはこんな間違った説は生まれなかった。これは林さんの犯罪と言える説である」と厳しく指摘しています。当時、林氏は製粉業界やパン業界から引っ張りだこで講演をしていたといいます。今となっては、林氏にどれほどの収入があったのか知る由《よし》もありません。

今や笑い話のような「説」ですが、当時、庶民が冷静に判断することは非常に難しかっただろうと思います。樋口氏が述べるように、「犯罪的」な説だとしても、それが証明されたわけではありません。

ここが、食事による健康法の難しいところです。

仮に、林氏の説をうのみにして健康を害した人がいたとしても、その因果《いんが》関係を証明することは至難です。したがって、林氏は何の責任も負《お》っていません。もちろん、それを推奨したマスコミも同じです。糖質制限食による安易なダイエットによって、健康を害した人が出ても、誰も責任をとらないことは同じだと覚悟しておくべきです。

厳しい糖質制限食によるダイエットをすすめる人たちは、米だけではなく、パンもすすめていません。したがって、林氏の説といっしょにする気はありません。しかし、私には「米を食べるとバカになる」と「米を食べると肥満、糖尿病になる」という主張がダブって聞こえて仕方ありません。

食事法ブームは「時代を映す鏡」

ひとつの新しいダイエットや食事法が「提案」されるとき、そこにはたいがい「登場する理由」があります。何の脈絡《みゃくらく》もなく、突然に登場することはめったにありません。

たとえば、糖質制限食とは正反対と言うべき「玄米菜食主義」、通称「マクロビオティック」が注目を浴びた時代は、オーソドックスな栄養教育を中心に、欧米を理想とする食事がすすめられていました。極端に言えば、従来の伝統食を否定する教育が行われていたのです。

欧米にくらべて、肉や牛乳、乳製品の少ない食生活では健康を保てないとされました。当時は、「タンパク質が足りないよ」「ごはんばかり食べる国は貧《まず》しい」などという言葉も叫ばれました。明らかに、欧米偏重の教育が行われました。

それに対し、伝統食の大切さを主張する人たちが登場してきました。そのような流れのなかで、一部の人たちが玄米菜食主義を提唱するようになったのです。

本来、伝統食を見直そうとする動きだったものが、いつの間にか「玄米菜食主義」になっていきました。極端な指導者は、肉や牛乳はおろか、卵や魚介類など動物性食品はすべてやめるべきだ、という主張までするようになりました。私は当時、伝統食を見直すことと「菜食主義」はまったく別の話であると思いましたし、今でも疑問を持っています。

ただ、ここで言いたいことは、良し悪しにかかわりなく、「そのような食事法が提案される時代背景があった」ということです。その観点からすれば、当時、玄米菜食主義が登場した意味はあったと考えています。

同じように、糖質制限食にも「登場する理由」があるように思います。学ばなければならない教訓もたくさんあると考えています。そこに、いくつかの「時代の必然」を見ることができます。

一、糖尿病に対して行われてきた、従来の「カロリー制限食」に対する疑問があります。本文でも触れましたが、面倒な計算が必要なわりには、あまり効果が期待できない。その最大の理由は、真っ白で砂糖だらけのパンもごはんも同じと考えてしまうから。「質」を問わずに、「量（カロリー）」を制限するやり方への疑問です。

二、現代の食生活が、糖質過剰になっていることは間違いありません。カタカナ主食の増加、菓子類、清涼飲料水などが激増しています。にもかかわらず、それに対する警告はほとんどなく、「脂質過剰」ばかりが指摘されてきました。そのことへの問題提起という面があります。

三、夜型食生活の食事のあり方への提案。現代社会はかぎりなく夜型の生活になっています。もはや、夕飯が夜食になっている人もいます。ましてやアルコールが好きな人などは、ごはんや麺類を深夜に食べることも多くなっています。はたして、そんな時間に食べることがいいことなのか、という問題提起になっています。

「糖質制限食」が登場し、ブームになったことは偶然ではなく、ある種の必然性があることも否定できないでしょう。

しかし、これまで述べてきたように、糖質の過剰、正確に言えば精製糖質過剰への警告がどんどんエスカレートして、糖尿病や肥満でない人にまで、穀類やイモ類を食べないことをすすめるようになっています。そこに危険性を感じています。

このように見ていくと、正反対の主張に見えるマクロビオティック（玄米菜食主義）のブームとの共通性を感じずにはいられません。ある意味で、糖質制限食が抱える問題は「何度もくり返してきた問題」なのです。

私が食と健康に関する仕事を始めて、およそ三五年が過ぎました。この間、食事療法や食生活による健康法について、何人もの先生方から勉強させていただきました。

たくさんの先生方に出会ってきましたが、そのなかで、食事療法についてもっとも深く研究されたのは、間違いなく松井病院食養内科の日野《ひの》厚《あつし》先生（内科医）だと思っています。

日野先生はたくさんの著書も出されています。そのなかの一冊に、『自然と生命の医学』（光和堂、一九八一年刊）があります。八〇〇ページもの大著です。そこに、国内外の参考文献として一〇〇〇冊近い文献が紹介されています。食生活、食事療法に関するものだけでこの数です。それでも、先生が勉強されたもののほんの一部でしかないのでしょう。

食養内科の医長ですから、単に机上《きじょう》の研究だけではなく、臨床においても何十年と食事療法を指導してきた医師です。その先生が、何かの雑誌に書いた文章が手元に残っていま す。かなり前のものなので、出典がわからなくなっていますが、非常に大切なことが書かれているので紹介したいと思います。

〈例えば、ある栄養素が不足していたために起こった病気であれば、不足しているものをとらせることで劇的に症状を好転できることもあるわけです。しかし、ここに落とし穴があることを知らなければなりません。

ある病気を治すための極端な食事は、特定の人には限られた期間だけとれば劇的な効果も出せるかもしれませんが、その食事がいつまでも誰にも良いものだと思い込んで続けることは、当然危険です〉

まさに、自己体験をもとにした極端な食事法の危険性を指摘しています。おそらく、この文章を目にしたのは三〇年以上も前のことになると思います。当時から、極端で危険な食事法の提案が何度もくり返されてきたことがわかると思います。

糖質制限食も、今また、同じことをくり返そうとしているのです。

おわりに

私は、何冊も食生活に関する本を書いてきました。これからも書いていくことになると思いますが、「絶対に書かない」と決めているものがあります。それは、ダイエットの本です。実際、ダイエットに関する本の依頼は少なくありません。

内容云々《うんぬん》の問題ではありません。ダイエットをすすめるような本は書いてはいけない、と考えています。

本来、「ダイエット」という言葉には、「やせるための食生活」という意味はありません。しかしもはや、「ダイエットはやせるための食事」ということが普通になってしまっています。そのような意味での本は書かない、ということです。

どんな内容であれ、「ダイエット」という言葉を普及させることに加担したくないのです。ダイエットをファッションのように考える少女を増やしたくありません。そもそも、正しいダイエットなどという日本語はないと考えています。

このような質問の手紙がくることがあります。

「先生の提唱するような食生活を実践すると、やせることができるでしょうか？」

私は、次のように答えることにしています。

「あなたが本当に太っているならやせます。やせ過ぎていたら太ります。いや、太るのではなく普通の体重になるでしょう」

普通の体型にもかかわらず、それ以上にやせたいのなら、私のすすめるような食生活はやらないほうがいいと伝えています。それがダイエット、いやまともな食生活だと考えているからです。それが、食生活を語る人間の最低限のモラルだと考えています。


私は、中島みゆきさんの「時代」という歌が好きです。その歌の一節です。

そんな時代もあったねと
いつか話せる日が来るわ
あんな時代もあったねと
きっと笑って話せるわ

一〇〇年後、平成の時代に「人間は肉食動物であって、穀類やイモ類を主食とすることは適さない」という主張のダイエット、健康法が流行《はや》ったことが笑いと驚きをもって語られることになるでしょう。ただ、「あんな時代もあったね」と笑って話せるならまだいい。笑いごとでは済まされない子どもたちや、思春期の女の子が出ないことを心から祈りたいと思います。

一〇〇年後も……。

春になれば、田んぼには青々とした稲が育ち、
夏になると、子どもたちは甘いトウモロコシを頰張り、
秋になったら、焼きイモの香りに目を輝かせ、
冬になったら、幼稚園の庭で餅《もち》をつく子どもたちの「声」が響きわたる。

この光景が、何も変わらないことを確信しています。日本の長い歴史のなかで、二〇〇〇年前、最近は五〇〇〇年前という説も出ていますが、私たちの祖先が米と出合った。そのと

きから、米で空腹を満たすことに叡智《えいち》を傾けてきたのです。その結果、現在の私たちは安くておいしいごはんを毎日食べることができるようになったのです。

こんな幸せなことがあるでしょうか。

そろそろ田んぼの稲も青々と繁《しげ》ってきました。秋には美味しい新米が食べられることを楽しみにしています。豊かな風土に生まれたことと、祖先の努力と叡智に感謝しながら、ゆっくりと味わって食べたいものです。

最後になりましたが、本書を書き上げるにはたくさんの方からアドバイスをいただきました。茶臼山《ちゃうすやま》動物園園長の須田哲氏、縄文遺跡の発掘に関して楽しい話を聞かせてくださった井上ゆかり氏、園芸家の内山泰幸氏に感謝の言葉を述べたいと思います。

二〇一四年五月

幕内秀夫《まくうちひでお》

幕内秀夫

1953年、茨城県生まれ。東京農業大学農学部栄養学科卒業。専門学校で栄養学の講師をするが、山梨県の長寿村棡原（ゆずりはら）の調査研究をする古守豊甫医師に出会い、欧米模倣、栄養素主義の教育に疑問を持ち退職。その後、伝統食と民間食養法の研究を始める。その間、食事療法を重視するみどり会診療所（院長・馬淵通夫）、お茶の水クリニック（院長・森下敬一）、松柏堂医院（院長・中村篤彦）、帯津三敬病院（院長・帯津良一）などの医療機関で約30年間、食事指導を行う。現在、フーズ＆ヘルス研究所主宰。「学校給食と子どもの健康を考える会」代表。執筆、講演活動を精力的に行いながら、全国の幼稚園・保育園の給食改革、プロスポーツ選手、社員食堂のアドバイスなどを行う。

主な著書には『粗食のすすめ』（新潮文庫）、『粗食のきほん』（共著、ブックマン社）、『東海道五十三次「食」ウォーキング』『1食100円「病気にならない」食事』（以上、講談社＋α新書）など多数。

●フーズ＆ヘルス研究所 http://www8.ocn.ne.jp/~f-and-h/

講談社＋α《プラスアルファ》新書 134-7 B

世《よ》にも恐《おそ》ろしい「糖《とう》質《しつ》制《せい》限食《げんしょく》ダイエット」

幕内秀夫《まくうちひでお》 ©Hideo Makuuchi 2014

2014年6月19日第1刷発行

発行者——— 鈴木 哲

発行所——— 株式会社 講談社

東京都文京区音羽2-12-21 〒112-8001

電話 出版部（03）5395-3532

販売部（03）5395-5817

業務部（03）5395-3615

カバー写真——— ©wa＋sabi.images/amanaimages

デザイン——— 鈴木成一デザイン室

カバー印刷——— 共同印刷株式会社

印刷——— 慶昌堂印刷株式会社

製本——— 牧製本印刷株式会社

本文データ制作——— 講談社デジタル製作部

本文図版——— 朝日メディアインターナショナル株式会社

定価はカバーに表示してあります。

落丁本・乱丁本は購入書店名を明記のうえ、小社業務部あてにお送りください。

送料は小社負担にてお取り替えします。

なお、この本の内容についてのお問い合わせは生活文化第三出版部あてにお願いいたします。

Printed in Japan

ISBN978-4-06-272854-6

講談社＋α新書

タイトル	サブタイトル	著者	内容紹介	価格	番号
テレビに映る中国の97％は嘘である		小林史憲	村上龍氏絶賛！「中国は一筋縄ではいかない。一筋縄ではいかない男、小林史憲がそれを暴く」	920円	649-1 C
「声だけ」で印象は10倍変えられる		高牧康	気鋭のヴォイス・ティーチャーが「人間オンチ」を矯正し、自信豊かに見た目をよくする法を伝授	840円	650-1 B
高血圧はほっとくのが一番		松本光正	国民病「高血圧症」は虚構！！ 患者数5500万人の大ウソを暴き、正しい対策を説く！	840円	651-1 B
マネる技術		コロッケ	あの超絶ステージはいかにして生み出されるのか。その模倣と創造の技術を初めて明かす一冊	840円	652-1 C
会社が正論すぎて、働きたくなくなる	心折れた会社と一緒に潰れるな	舛添要一	社員のヤル気をなくす正論が日本企業に蔓延！ 転職トップエージェントがタフな働き方を伝授	840円	653-1 C
母と子は必ず、わかり合える	遠距離介護5年間の真実	細井智彦	「世界最高福祉都市」を目指す原点…母の介護で嘗めた辛酸…母子最後の日々から考える幸福	880円	654-1 A
毒蝮流！ことばで介護		毒蝮三太夫	「おいババア、生きてるか」毒舌を吐きながらも喜ばれる、マムシ流高齢者との触れ合い術	840円	655-1 C
ジパングの海	資源大国ニッポンへの道	横瀬久芳	日本の海の広さは世界6位──その海底に約200兆円もの鉱物資源が埋蔵されている可能性が!?	880円	656-1 C
「骨ストレッチ」ランニング	心地よく速く走る骨の使い方	松村卓	骨を正しく使うと筋肉は勝手にパワーを発揮！！ 誰でも高橋尚子や桐生祥秀になれる秘密の全て	840円	657-1 B
「うちの新人」を最速で「一人前」にする技術	美容業界の人材育成に学ぶ	野嶋朗	へこむ、拗ねる、すぐ辞める「ゆとり世代」をいかに即戦力に!? お嘆きの部課長、先輩社員必読！	840円	658-1 C
40代からの 退化させない肉体 進化する精神		山﨑武司	努力したから必ず成功するわけではない──高齢スラッガーがはじめて明かす心と体と思考！	840円	659-1 B

表示価格はすべて本体価格（税別）です。本体価格は変更することがあります